T0197277

Kindliche Kompetenzen

Arnold Lohaus

Kindliche Kompetenzen

Was Eltern in den ersten Lebensjahren
an ihrem Kind beobachten können

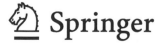 Springer

Arnold Lohaus
Fakultät für Psychologie und Sportwissenschaft
Universität Bielefeld
Bielefeld, Deutschland

ISBN 978-3-662-63050-1   ISBN 978-3-662-63051-8   (eBook)
https://doi.org/10.1007/978-3-662-63051-8

Die Deutsche Nationalbibliothek verzeichnet diese Publikation in der Deutschen Nationalbibliografie; detaillierte bibliografische Daten sind im Internet über http://dnb.d-nb.de abrufbar.

(c) detailblick-foto/stock.adobe.com (Symbolbild mit Fotomodellen)

Planung/Lektorat: Monika Radecki
Springer ist ein Imprint der eingetragenen Gesellschaft Springer-Verlag GmbH, DE und ist ein Teil von Springer Nature.
Die Anschrift der Gesellschaft ist: Heidelberger Platz 3, 14197 Berlin, Germany

Vorwort

Es gibt bereits viel Literatur für Eltern. Die Besonderheit dieses Buches besteht darin, dass vor allem entwicklungspsychologische Erkenntnisse eingearbeitet wurden. Dabei wurde viel Wert darauf gelegt, Dinge herauszustellen, die Eltern (und andere Bezugspersonen) unmittelbar in der Entwicklung ihres Kindes beobachten können. Die Idee zu diesem Buch kam mir, als eine Studierende eine Woche nach einer meiner Entwicklungspsychologie-Vorlesungen zu mir kam und mir mitteilte, dass sie zwischenzeitlich einige Experimente und Beobachtungen aus der Vorlesung an ihrem Neffen im Vorschulalter nachgestellt hätte und dann absolut verblüfft war, dass der Neffe tatsächlich so reagiert hätte, wie ich es in der Vorlesung dargestellt hatte. Mich wunderte etwas, dass manche Studierende anscheinend annehmen, dass wissenschaftliche Forschung etwas für die Lehrbücher wäre und dass dies mit dem Alltag nichts zu tun hätte. Daher war es mir wichtig, in diesem Buch deutlich zu machen, was an der kindlichen Entwicklung aus einer entwicklungspsychologischen Perspektive im Alltag beobachtbar ist, und weiterhin auch, was daraus für Bezugspersonen folgt.

Das Buch enthält eine Vielzahl an Stichworten, die sich auf einzelne Entwicklungsthemen beziehen. Die Stichworte sind jeweils alphabetisch angeordnet, was darauf hinweist, dass man die einzelnen Abschnitte auch unabhängig voneinander lesen kann. An einigen Stellen gibt es Querbezüge, da die Entwicklungsthemen ja eigentlich nicht unabhängig voneinander sind und hier lediglich aus Gründen der Darstellungssystematik nebeneinanderstehen, damit man sich einen schnellen Überblick zu einzelnen Themen verschaffen kann. Zur Darstellungssystematik ist zu ergänzen, dass im Wesentlichen drei Altersbereiche voneinander abgegrenzt werden (erstes Lebensjahr, zweites und drittes Lebensjahr sowie viertes und fünftes Lebensjahr). Teilweise werden Stichworte in verschiedenen Altersabschnitten wieder aufgegriffen, weil die Entwicklung zu den Themen sich in der Regel über verschiedene Altersabschnitte hinweg fortsetzt. Innerhalb jedes Stichwortes findet sich eine einheitliche Gliederung. Zunächst wird jeweils der „Hintergrund" zu einer Thematik dargestellt. Es folgt ein Abschnitt über „Was können Sie beobachten?" und schließlich „Was folgt daraus?".

Ich bin mir sicher, dass Sie vieles von dem, was in diesem Buch beschrieben ist, im Alltag mit Ihrem Kind wiederfinden. Manches wird Ihnen vielleicht bereits vertraut sein, manches ist aber möglicherweise noch neu. Vielleicht hilft die Darstellung auch, auf einige Verhaltensweisen bewusst zu achten oder nachzuschauen, wie Ihr Kind reagiert und ob es sich so verhält, wie es dargestellt ist. Grundsätzlich muss allerdings immer mit Abweichungen gerechnet werden, weil wissenschaftliche Forschung über weite Strecken nicht auf den Einzelfall bezogen ist, sondern eher herausarbeitet, wie ein typisches Verhalten aussieht. Insofern geht es hier nicht um Verhaltensnormen, die jedes Kind erfüllen muss, weil jedes Kind letztlich eine individuelle Persönlichkeit hat, die auch besondere Verhaltensweisen umfassen kann.

Meine Intention zu diesem Buchprojekt ist, Eltern die vielfältigen Kompetenzen zu erläutern, die Kinder schon in den ersten Lebensjahren an den Tag legen, und gleichzeitig ein Verständnis für das Erleben und Verhalten von Kindern zu wecken. Meine Hoffnung ist, dass es durch dieses Verständnis gelingen kann, angemessen auf die Bedürfnisse von Kindern einzugehen.

Das Buch richtet sich in erster Linie an Eltern. Weil aber auch andere Zielgruppen mit der Erziehung von Kindern zu tun haben, ist in den einzelnen Abschnitten vorrangig von Bezugspersonen die Rede, um damit zu verdeutlichen, dass auch andere Zielgruppen und nicht nur Eltern angesprochen sein können.

Wenn Interesse besteht, noch ausführlichere Informationen zur Entwicklung im Kindes- und Jugendalter zu bekommen, kann ich zusätzlich auf die Darstellung in dem Buch „Entwicklungspsychologie des Kindes- und Jugendalters" verweisen, das ich zusammen mit Herrn Dr. Marc Vierhaus geschrieben habe. Dieses Buch war ursprünglich für Bachelorstudierende gedacht, spricht aber anscheinend auch einen breiteren Leserkreis an. Ansonsten kommen natürlich auch noch viele andere Lehrbücher zur Entwicklungspsychologie des Kindes- und Jugendalters als ergänzende Lektüre infrage.

Abschließend möchte ich mich bei Frau Monika Radecki und Frau Anja-Raphaela Herzer (Springer Verlag) für die kompetente Betreuung dieses Buchprojektes bedanken. Ich hoffe, mit diesem Buch einige Anregungen gegeben zu haben, die nicht auf mögliche Entwicklungsdefizite von Kindern hinweisen, sondern eher die vielfältigen Kompetenzen von Kindern in den ersten Lebensjahren aufzeigen.

Arnold Lohaus

Inhaltsverzeichnis

Teil III   Viertes bis fünftes Lebensjahr

Über den Autor

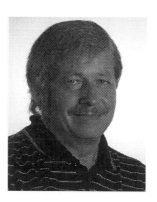

Arnold Lohaus war nach seiner Promotion von 1982 bis 1996 als wissenschaftlicher Mitarbeiter, Hochschulassistent und Hochschuldozent am Fachbereich Psychologie der Universität Münster tätig. Von 1996 bis 2006 war er Professor für Entwicklungspsychologie an der Universität Marburg. Im Jahr 2006 nahm er die Professur für Entwicklungspsychologie und Entwicklungspsychopathologie an der Universität Bielefeld an. Neben entwicklungspsychologischen Themen (z. B. kognitive und emotionale Entwicklung in der frühen Kindheit) interessieren ihn Fragen der Gesundheitsförderung und Krankheitsprävention im Kindes- und Jugendalter.

Teil I

Erstes Lebensjahr

Im ersten Abschnitt dieses Buches geht es um die Entwicklungsfortschritte im ersten Lebensjahr. Noch vor wenigen Jahrzehnten wurden Säuglinge in erster Linie als extrem hilflose Wesen gesehen, die passiv ihrer Umwelt ausgeliefert sind. Mittlerweile hat sich dieses Bild erheblich gewandelt. Es wurde zunehmend erkannt, dass schon Säuglinge vielfältige kognitive und soziale Kompetenzen mitbringen, die es ihnen ermöglichen, aktiv ihre Umwelt zu erkunden und aktiv soziale Beziehungen aufzunehmen. In diesem Abschnitt wird anhand von 25 Stichworten gezeigt, welche Kompetenzen bereits Säuglinge mitbringen und wie man als Bezugsperson ein Gespür für diese Kompetenzen bekommen kann.

1

Assoziationslernen

Hintergrund

Schon für Säuglinge ist es wichtig, **vorhersehen zu können,** was geschehen wird, um sich rechtzeitig auf Geschehnisse einstellen zu können. Es ist also wichtig, typische Abfolgen in der eigenen Umgebung zu erkennen. Wenn das, was in der Umgebung geschieht, bis zu einem gewissen Grad vorhersehbar ist, fühlt man sich in der Umgebung sicherer. Ein Säugling ist dementsprechend vom Beginn an daran interessiert, **Regelmäßigkeiten (z. B. regelmäßige Abläufe) zu erkennen,** um sich darauf einstellen zu können und dadurch weniger Hilflosigkeit zu erleben. Dies können einerseits **Verbindungen zwischen Ereignissen** sein, es können andererseits aber auch **Verbindungen zwischen dem Verhalten des Kindes und nachfolgenden Ereignissen** sein.

> Wenn Kinder Verbindungen zwischen Ereignissen lernen oder zwischen dem eigenen Verhalten und nachfolgenden Ereignissen, handelt es sich um **Assoziationslernen.** Die gelernten Verbindungen können genutzt werden, um zukünftige Ereignisse vorherzusagen und um dadurch die eigene Unsicherheit zu reduzieren.

Bei den **Verbindungen zwischen Ereignissen** geht es um Assoziationen zwischen Ereignissen, die mit einer gewisser Regelmäßigkeit aufeinander folgen. So könnte ein Kind beispielsweise lernen, dass es typische Vorbereitungsmaßnahmen gibt, die dem Stillen vorausgehen. Sobald das Kind nun diese Vorbereitungsmaßnahmen wahrnimmt, wird es schon in

© Der/die Autor(en), exklusiv lizenziert durch Springer-Verlag GmbH, DE, ein Teil von
Springer Nature 2021
A. Lohaus, *Kindliche Kompetenzen*, https://doi.org/10.1007/978-3-662-63051-8_1

freudige Erregung versetzt und kann sich darauf einstellen. Bei den **Verbindungen zwischen eigenem Verhalten und nachfolgenden Ereignissen** geht es um Effekte, die typischerweise mit dem eigenen Verhalten verbunden sind. So könnte ein Kind die Erfahrung machen, dass die Bezugsperson ein Spielzeug wieder aufhebt, das dem Kind zunächst versehentlich heruntergefallen ist. Danach könnte es sein Verhalten wiederholen, weil es die Verbindung zu dem nachfolgenden Ereignis erkannt hat und sich darüber freut, dass es mit seinem Verhalten einen Effekt auslösen kann. Das Kind kann sich dadurch als Verursacher erleben, der ein Ereignis in seiner Umgebung durch sein eigenes Verhalten beeinflussen kann. Es entsteht dadurch ein **frühes Selbstwirksamkeitserleben** (also mit seinem Verhalten etwas bewirken zu können).

Was können Sie beobachten?

Am Verhalten von Säuglingen lässt sich schon sehr früh beobachten, dass sie Assoziationen erlernen können. Insbesondere die Vorbereitungsaktivitäten rund um die Ernährung (beim Stillen oder mit dem Fläschchen) erkennen Säuglinge recht schnell und bringen sie mit der nachfolgenden Befriedigung der Hungerbedürfnisse in Zusammenhang. Letztlich handelt es sich hierbei um eine „**klassische Konditionierung**": Die schon bestehende Verbindung zwischen Nahrungszufuhr und Bedürfnisbefriedigung wird an ein neues Ereignis (Vorbereitungsaktivitäten) gekoppelt. Die Vorbereitungsaktivitäten lösen nun schon die Reaktionen aus, die ursprünglich unmittelbar mit der Nahrungszufuhr verbunden waren (z. B. Speichelfluss, freudige Erregung etc.).

Säuglinge können aber auch **Verbindungen zwischen Ereignissen lernen, die nicht an Reaktionen (wie nachfolgende Bedürfnisbefriedigungen) gekoppelt sind.** So kann man Säuglingen beispielsweise Objekte abwechselnd auf der linken und der rechten Seite ihres Sehfeldes zeigen. Wenn die Säuglinge die Links-Rechts-Abfolge erkennen, werden sie zunehmend schneller auf die Seite schauen, auf der sie das Objekt als nächstes erwarten (Haith et al. 1988). Teilweise schauen sie schon auf die erwartete Seite, bevor das Objekt gezeigt wird. Sie lernen also hier die **Abfolge zwischen den Ereignissen.** Dies gelingt teilweise sogar mit etwas schwierigeren Abfolgen (wie Links-Links-Rechts-Abfolgen). Das Erkennen einfacher Assoziationen zwischen Ereignissen (wie Links-Rechts-Abfolgen) lässt sich bei Säuglingen bereits in einem Alter von ca. drei Monaten beobachten. Auch wenn man einen Gegenstand auf der linken Seite hinter einer Schirmwand verschwinden lässt, der kurze Zeit später auf der rechten Seite wieder auftaucht, und diesen Vorgang mehrere Male wiederholt, sollte sich ein ähnliches Phänomen beobachten lassen: Der Säugling schaut schon auf die rechte Seite, bevor der Gegenstand dort auftaucht.

Die bisher beschriebenen Beobachtungsmöglichkeiten bezogen sich auf Assoziationen zwischen Ereignissen. Es lässt sich jedoch auch beobachten, dass Säuglinge **Verbindungen zwischen Ereignissen und eigenen Handlungen** erkennen können. So kann man beispielsweise Säuglingen ein kleines Püppchen mit einem Bindfaden an ein Fußgelenk binden. Der Bindfaden ist wiederum durch eine Öse gezogen, die oberhalb des Fußes befestigt ist. Wenn das Kind nun strampelt, bewegt sich das Püppchen jeweils mit. Die meisten Säuglinge erkennen schnell, dass es einen Zusammenhang zwischen der Bewegung der Puppe und der Bewegung des eigenen Beins gibt. Für eine Zeitlang strampeln sie dann häufiger als sonst, weil sie den Zusammenhang erkannt haben (Teubert et al. 2015; Merz et al. 2017).

Dass Säuglinge Assoziationen zwischen eigenem Handeln und nachfolgenden Ereignissen erkennen können, lässt sich auch gut daran erkennen, dass sie **Handlungen wiederholen, um ein Ereignis bewusst noch einmal eintreten zu lassen.** Eine Rassel kann hier als Beispiel dienen, weil der Säugling mit dem Schütteln einer Rassel einen Effekt in seiner Umwelt (das Rasselgeräusch) hervorbringt. Allein die Freude an dem erzeugten Effekt und die dabei erlebte Selbstwirksamkeit reichen aus, um das Verhalten zu wiederholen. Letztlich handelt es sich in diesen Fällen um eine „operante Konditionierung“, die dadurch gekennzeichnet ist, dass man aus den Konsequenzen der eigenen Handlungen lernt. In diesem Fall sind es die als **positiv wahrgenommenen Effekte,** die dazu beitragen, dass das Verhalten wiederholt bzw. gelernt wird.

Was folgt daraus?
Regelmäßigkeiten können nur erkannt werden, wenn die **Umgebung Regelmäßigkeiten bietet.** Es kann daher sinnvoll sein, den Alltag so zu strukturieren, dass es **für ein Kind leicht ist, gewisse Routinen wiederzuerkennen** und sich auf diese Weise zu orientieren. Dazu können beispielsweise Rituale gehören, die beim Zubettgehen regelmäßig eingehalten werden. Dazu kann auch gehören, dass der Tagesablauf relativ gleichartig strukturiert wird (im Hinblick auf Essenszeiten, Pflegeroutinen etc.). Die festen **Routinen und Rituale** helfen einem Kind, sich in einer zunächst komplett neuen und unvorhersehbaren Umgebung zurecht zu finden und ein Gefühl von Sicherheit zu erhalten.

Die Kompetenz, schnell Zusammenhänge zu erkennen, wurde in der Säuglingsforschung als Indikator seiner **Informationsverarbeitungsgeschwindigkeit** und seiner **Lernfähigkeit** gesehen. Sie wurde daher – ähnlich wie die Habituationsgeschwindigkeit – zur Vorhersage der späteren kindlichen Intelligenz genutzt. Dabei wurden Zusammenhänge in einer mittleren Größenordnung zur späteren Intelligenz gefunden (Teubert et al. 2011). Ähnlich wie bei der Habituationsgeschwindigkeit (→ Habituationslernen) ist jedoch auch hier zu sagen, dass bei der Intelligenzentwicklung eine **Vielzahl weiterer Faktoren** eine Rolle spielt, sodass es bei weitem zu kurz gegriffen wäre, aus den Kompetenzen von Säuglingen zum Erkennen von Assoziationen **weitreichende Schlussfolgerungen zur Intelligenz** in späteren Lebensabschnitten zu ziehen (→ Intelligenz).

Literatur

Haith, M.M., Hazan, C. & Goodman, G.G. (1988). Expectation and anticipation of dynamic visual events by 3.5-month-old babies. *Child Development, 59*, 467-479.

Merz, E.C., McDonough, L., Huang, Y.L., Foss, S., Werner, E. & Monk, C. (2017). The mobile conjugate reinforcement paradigm in a lab setting. *Developmental Psychobiology, 59*, 668-672.

Teubert, M., Lohaus, A., Fassbender, I., Vöhringer, I., Suhrke, J., Poloczek, S., Freitag, C., Lamm, B., Teiser, J., Keller, H., Knopf, M. & Schwarzer, G. (2015). Moderation of stimulus material on the prediction of IQ with infants' performance in the Visual Expectation Paradigm: Do Greebles make the task more challenging? *Infant and Child Development, 24*, 522-537.

Teubert, M., Vierhaus, M. & Lohaus, A. (2011). Frühkindliche Untersuchungsmethoden zur Intelligenzprognostik. *Psychologische Rundschau, 62*, 70-77.

2

Bindung

Hintergrund

Während eine emotionale **Bindung der Eltern an ihr Kind** schon recht früh einsetzt (nicht selten sogar schon vor der Geburt), erfolgt die emotionale **Bindung des Kindes an seine Bezugspersonen** erst deutlich später (in einem Alter von sechs bis acht Monaten). Schon vorher erkennt das Kind seine Bezugspersonen wieder und es bilden sich bereits vertraute Interaktionsmuster heraus. Erst mit etwa sechs bis acht Monaten reagiert das Kind jedoch erkennbar mit Trauer, wenn es für einen gewissen Zeitraum von der Bezugsperson getrennt ist, und es freut sich, wenn die Bezugsperson wiederkommt. Es ist also ein **emotionales Band zwischen Kind und Bezugsperson** entstanden.

Damit es zu einer Bindung kommen kann, muss ein Kind über ein **Objekt- bzw. Personenpermanenz-Verständnis** verfügen (→ Objektpermanenz). Es muss ein Bewusstsein darüber haben, dass Personen auch dann noch existieren, wenn man sie gerade nicht unmittelbar sieht. Eine Bindung an eine Person ist nur sinnvoll, wenn man davon ausgeht, dass sie grundsätzlich permanent vorhanden ist. Eine zweite Voraussetzung für die Bindungsentstehung ist, dass ein **Kind zwischen fremden und bekannten Personen unterscheiden** kann. Das Kind muss also bereits über einige Interaktionserfahrungen mit Personen verfügen, um zwischen bekannten und unbekannten Personen differenzieren zu können. Da sich beide Voraussetzungen (Personenpermanenz und Unterscheidungsfähigkeit zwischen bekannten und unbekannten Personen) erst entwickeln müssen, kommt es erst mit zeitlicher Verzögerung zu einer emotionalen Bindung.

© Der/die Autor(en), exklusiv lizenziert durch Springer-Verlag GmbH, DE, ein Teil von Springer Nature 2021
A. Lohaus, *Kindliche Kompetenzen*, https://doi.org/10.1007/978-3-662-63051-8_2

> Bindung bezieht sich auf das emotionale Band zwischen einem Kind und einer Bezugsperson. Da die Entstehung eines emotionalen Bandes an verschiedene Entwicklungsvoraussetzungen geknüpft ist, entsteht es erst, wenn ein Kind etwa sechs bis acht Monate alt ist.

Bei Kindern lassen sich **verschiedene Bindungsmuster** unterscheiden (s. ursprünglich Ainsworth et al. 1978). Bei **sicher gebundenen Kindern** lässt sich in Trennungssituationen erkennen, dass sie ihre Bezugsperson vermissen. Auf der anderen Seite freuen sie sich, wenn die Bezugsperson zurückkommt. Wenn sie mit einer fremden Person alleingelassen werden, vermissen sie die vertraute Bezugsperson und lassen sich von der fremden Person nicht vollständig trösten. Bei **unsicher-vermeidend gebundenen Kindern** zeigen sich keine erkennbaren emotionalen Reaktionen bei einer Trennung von der Bezugsperson oder bei der Wiederkehr der Bezugsperson. In der Interaktion mit einer fremden Person verhalten sie sich ähnlich wie in der Interaktion mit der Bezugsperson. **Unsicher-ambivalent gebundene Kinder** reagieren stark belastet in einer Trennungssituation und reagieren wütend oder ärgerlich, wenn die Bezugsperson zurückkommt. In der Interaktion mit einer fremden Person verhalten sie sich wütend oder passiv.

Wie kommt es zu diesen Verhaltensunterschieden? Man geht davon aus, dass es zu einer **sicheren Bindung** kommt, wenn eine Bezugsperson sich **feinfühlig darum kümmert, auf die Verhaltenssignale eines Kindes einzugehen.** Das Kind fühlt sich dann in seiner Umgebung sicher und kann sich darauf verlassen, dass seine Bedürfnisse befriedigt werden. Bei einer **unsicher-vermeidenden Bindung** geht von der Bezugsperson weniger die Erfahrung von Zuverlässigkeit und Sicherheit aus. Das Kind fühlt sich bei anderen Personen (und sogar bei fremden Personen) ähnlich sicher wie bei der Bezugsperson. Bei einer **unsicher-ambivalenten Bindung** wird vermutet, dass die Kinder wechselnde Erfahrungen mit ihrer Bezugsperson erlebt haben. Um Nähe und Sicherheit zu gewährleisten, neigen sie daher dazu, an ihre Bezugsperson zu klammern. In Trennungssituationen und auch bei der Wiederkehr der Bezugsperson kommt es zu Ärger und Wut, was möglicherweise durch das Erleben einer (weiteren) Enttäuschung in der Interaktion mit der Bezugsperson zustande kommt.

Mit zunehmendem Alter werden die bisherigen **Bindungserfahrungen mit Bezugspersonen mehr und mehr verinnerlicht.** Das Kind weiß nun, dass die Bezugsperson prinzipiell als Quelle von Sicherheit und Geborgenheit vorhanden ist, auch wenn sie gerade nicht verfügbar ist. Das Kind kann dadurch auch vorübergehende Trennungssituationen immer besser ertragen, weil es weiß, dass die Bezugsperson dennoch vorhanden und prinzipiell emotional verfügbar ist (Lohaus und Vierhaus 2019).

Was können Sie beobachten?

Im Alltag kommt es immer wieder zu **Trennungssituationen** und man kann daher in der Regel gut beobachten, **wie ein Kind darauf reagiert** (z. B. ob ein Kind traurig ist, wenn die Bezugsperson geht, oder sich freut, wenn sie zurückkommt). Auch der Umgang eines Kindes mit einer **fremden Person** lässt sich im Alltag gut beobachten. Hier lässt sich beispielsweise erkennen, ob das Verhalten im Umgang mit der fremden Person abweicht von dem Verhalten, das ein Kind bei seiner Bezugsperson zeigt, und ob ein Kind sich freut, wenn seine Bezugsperson zurückkommt.

Aus Beobachtungen im Alltag lassen sich allerdings **nur Hinweise** auf die Art des Bindungstyps entnehmen. Um hier systematischer Aufschlüsse zu erhalten, wurde der **Fremde-Situations-Test** (Ainsworth et al. 1978) entwickelt, bei dem in einer für das Kind unbekannten Umgebung (z. B. in einem Universitätslabor) gezielt kurze Trennungs- und anschließende Wiedervereinigungsphasen hergestellt werden. Außerdem wird das Verhalten des Kindes im Umgang mit einer fremden Person beobachtet. Um hier zu einem abschließenden Urteil zu dem vorliegenden Bindungstyp zu gelangen, ist **geschultes Personal** notwendig, das die kindlichen Verhaltensweisen sicher einordnen kann. Dennoch kann es aufschlussreich sein, das Verhalten des eigenen Kindes in ähnlichen Situationen zu beobachten.

Vor allem die **unsicher-vermeidend gebundenen Kinder wirken von Trennungssituationen wenig beeindruckt** und verhalten sich im Umgang mit einer fremden Person kaum anders als mit der Bezugsperson. Tatsächlich weisen physiologische Parameter jedoch darauf hin, dass sie dennoch beunruhigt sind (Spangler und Grossmann 1993). Dementsprechend ist zu vermuten, dass auch unsicher-vermeidend gebundene Kinder in extremen Situationen, wenn das Ausmaß der Beunruhigung sehr hoch wird, die Nähe zu ihrer Bezugsperson suchen.

Die Bindungssicherheit eines Kindes steht im Zusammenhang mit der **Bereitschaft des Kindes, seine Umgebung zu explorieren.** Ein Kind, das sehr stark emotional belastet ist und deswegen die Nähe seiner Bezugsperson sucht, um sich sicher zu fühlen, kann nicht gleichzeitig seine Umgebung erkunden. Da eine sichere Bindung signalisiert, dass die Bezugsperson prinzipiell verfügbar ist, um Sicherheit und Geborgenheit zu bieten, ist damit auch eine gute Voraussetzung zu einem umfangreichen Erkundungsverhalten gegeben. Auch dies ist im Alltag beobachtbar, weil **Kinder nur** dann Erkundungsverhalten zeigen, wenn sie gerade nicht emotional belastet sind.

Was folgt daraus?
Eine sichere Bindung bietet gute **Voraussetzungen für die kognitive Entwicklung,** weil sicher gebundene Kinder mehr freie Kapazitäten zur Erkundung ihrer Umwelt haben. Weiterhin scheinen Kinder mit positiven Bindungserfahrungen später im Laufe der Kindheit kontaktfreudiger und beliebter zu sein (Vondra et al. 2001). Eine sichere Bindung scheint daher auch **vorteilhaft für die soziale Entwicklung** zu sein. Es gibt also Hinweise darauf, dass eine sichere Bindung Vorteile für die weitere Entwicklung der Kinder haben kann. Dies bedeutet gleichzeitig, dass ein **feinfühliges Elternverhalten**, das die Verhaltenssignale des Kindes zuverlässig registriert und beantwortet, eine wichtige Grundlage zur Entwicklung dieses Bindungstyps ist.

Wenn man jedoch bei einem Kind ein Verhalten beobachtet, das einem unsicheren Bindungstyp entspricht, sollte man bedenken, dass die meisten Kinder **Bindungen zu mehreren Bezugspersonen** entwickeln (Mutter, Vater, Geschwister, Großeltern etc.), sodass es auch **Kompensationsmöglichkeiten** gibt. Kritisch ist es vor allem, wenn ein Kind **extrem negative Bindungserfahrungen** macht (z. B. durch häufig wechselnde Bezugspersonen, durch Missbrauch und Vernachlässigung etc.). Während die hier beschriebenen Bindungstypen verschiedene Entwicklungsformen darstellen, wobei auch unsichere Bindungen mit einem Anteil von 30–40 % recht häufig vorkommen (Berk 2005), kommen **Bindungsstörungen** im Kindesalter eher selten vor. Sie sind in der Regel Folge extrem negativer Erfahrungen in ihrem sozialen Umfeld und sind gekennzeichnet durch ein deutlich **gestörtes kindliches Interaktions- und Kontaktaufnahmeverhalten** (Heinrichs und Lohaus 2020).

Literatur

Ainsworth, M.D.S., Blehar, M.C., Waters, E. & Wall, S. (1978). *Patterns of attachment: A psychological study of the strange situation.* Hillsdale, NJ: Erlbaum.

Berk, L.E. (2005). *Entwicklungspsychologie.* München: Pearson.

Heinrichs, N. & Lohaus, A. (2020). *Klinische Entwicklungspsychologie kompakt: Psychische Störungen im Kindes- und Jugendalter* (2. Auflage). Weinheim: Beltz.

Lohaus, A. & Vierhaus, M. (2019). *Entwicklungspsychologie des Kindes- und Jugendalters* (4. überarbeitete und erweiterte Auflage). Heidelberg: Springer.

Spangler, G. & Grossmann, K. E. (1993). Biobehavioral organization in securely and insecurely attached infants. *Child Development, 64*, 1439-1450.

Vondra, J.I., Shaw, D.S., Swearingen, L., Cohen, M. & Owens, E.B. (2001). Attachment stability and emotional and behavioral regulation from infancy to preschool age. *Development and Psychopathology, 13*, 13-33.

3

Blickkontakt

Hintergrund

Am Anfang ihrer Entwicklung ist es eine wichtige **Entwicklungsaufgabe für Säuglinge, ihr eigenes Erleben und Verhalten mit den Verhaltensweisen ihrer Bezugspersonen zu synchronisieren.** Diesem Zweck können gegenseitige Berührungen, Lautäußerungen und auch Blickkontakte zwischen Säugling und Bezugsperson dienen (MacLean et al. 2014).

Es lässt sich zeigen, dass Säuglinge schon im Alter von zwei Monaten weniger deutlich auf das Lächeln und die Lautäußerungen einer fremden Person reagieren, was darauf hinweist, dass die Interaktionen der Säuglinge bereits auf das Verhalten der Bezugsperson abgestimmt sind. Im Alter von drei Monaten finden sich mehr Lächelreaktionen und mehr Blickkontakt bei Säuglingen, deren Mütter besonders viel und positiv auf ihr Kind eingehen (Lavelli und Fogel 2013). Man kann insgesamt davon ausgehen, dass in den ersten 12 Lebenswochen **mehrere wichtige Entwicklungsschritte** eintreten. Dazu gehören das Auftreten des sozialen Lächelns (→ Lächeln), erste sprachähnliche Lautbildungen (→ Lautäußerungen), längere Phasen mit wacher Aufmerksamkeit sowie **längere und intensivere Blickkontaktphasen.**

Blickkontakt bezieht sich auf den gegenseitigen Blick zweier Interaktionspartner in die jeweilige Augenpartie.

A. Lohaus, *Kindliche Kompetenzen,* https://doi.org/10.1007/978-3-662-63051-8_3

Da sich das visuelle Auflösungsvermögen und damit die Sehfähigkeiten von Säuglingen allmählich denen von Erwachsenen annähern, sind sie in der Lage, zunehmend nicht nur die Gesichtskonturen des Gegenübers zu betrachten, sondern auch weitere Gesichtsmerkmale. Somit lernen sie zunehmend, die **vertrauten Gesichter** von anderen zu unterscheiden. Hinzu kommt, dass sie auch Merkmale zu identifizieren lernen, die auf den emotionalen Zustand des Gegenübers hinweisen (z. B. ein freundliches Gesicht mit einem positiven Ausdruck von negativen Gefühlsausdrücken). Dies kann entscheidend sein, um Erwartungen zu dem nachfolgenden Verhalten der Bezugsperson auszubilden. Diese wichtigen Entwicklungsveränderungen gehen zu großen Anteilen auf **neurologische Reifungsvorgänge** zurück, die in den ersten Lebensmonaten stattfinden (Lavelli und Fogel 2013). Sie markieren gleichzeitig einen Übergang von einer eher passiven zu einer eher aktiven Partizipation an sozialen Interaktionen. Ein weiterer Übergang erfolgt dann mit etwa sechs Monaten, an dem die kindliche Aufmerksamkeit sich verstärkt von der Bezugsperson weg auf **Gegenstände und die Außenwelt** richtet (Lohaus et al. 2006). Die Häufigkeit des Blickkontaktes nimmt dementsprechend zwischen einem Alter von drei und sechs Monaten wieder ab, weil nun die **Erkundung der Objektwelt** einen größeren Stellenwert einnimmt.

Was können Sie beobachten?
Über die ersten Lebenswochen hinweg lässt sich bei vielen Säuglingen eine **Zunahme des Blickkontakts** beobachten, die vom Ausmaß und der Intensität mit etwa drei Monaten ihren Höhepunkt erreicht. Seitens der Bezugsperson wird nicht selten der sogenannte **Augengruß** eingesetzt, um Blickkontakt zum Kind herzustellen: Durch Heben des Kopfes und Hochziehen der Augenbrauen wird die eigene Augenpartie betont, sodass dem Säugling das Erkennen erleichtert wird (Lohaus et al. 2019). Wenn Blickkontakt hergestellt ist, steigt die Wahrscheinlichkeit für positive Reaktionen des Säuglings (Lächeln, Vokalisationen etc.), während negative Reaktionen (wie Weinen etc.) bei vorhandenem Blickkontakt eher weniger wahrscheinlich sind.

In **kulturvergleichenden Studien** zeigt sich interessanterweise, dass das Ausmaß des Blickkontaktes in **individualistisch orientierten Kulturen**, bei denen das einzelne Individuum und sein Wohlergehen im Mittelpunkt steht (z. B. in westlichen Industrienationen), in den ersten Lebensmonaten eines Kindes deutlich höher ist als in **kollektivistisch orientierten Kulturen**, bei denen die soziale Gruppe und das Wohlergehen der Gruppe im Vordergrund stehen (z. B. in vielen asiatischen und afrikanischen Kulturen).

Umgekehrt findet sich in kollektivistischen Kulturen ein deutlich höheres Ausmaß an unmittelbarem **Körperkontakt** und an **Körperstimulation** (Keller et al. 2011). Mit dem verstärkten Blickkontakt in individualistischen Kulturen wird möglicherweise schon früh eine stärkere soziale Distanz und Eigenständigkeit des Individuums zum Ausdruck gebracht, während der enge Körperkontakt auf der anderen Seite das Gefühl der sozialen Zugehörigkeit verstärkt. Derartige Unterschiede lassen sich auch im Alltag beobachten, wenn man Mütter aus verschiedenen Kulturkreisen in der Interaktion mit ihren Säuglingen beobachtet. Grundsätzlich schließen sich Körperkontakt und Blickkontakt nicht aus und beide Verhaltensweisen sind **wichtig zum Beziehungsaufbau** zu einem Kind.

Dass sich das Interaktionsverhalten von Säuglingen und ihren Bezugspersonen zunehmend aufeinander einspielt und dass Säuglinge zunehmend Erwartungen an das Verhalten ihrer sozialen Umgebung ausbilden, zeigt sich sehr schön an dem sogenannten **Still-Face-Paradigma**. Bei diesem Experiment spielt die Bezugsperson zunächst wie auch sonst üblich mit ihrem Kind. Es folgt eine Phase (typischerweise mit ca. zwei Minuten Dauer), in der die Bezugsperson dem Kind mit **neutralem und unbewegtem Gesichtsausdruck** gegenübersitzt und nicht auf das Verhalten des Kindes reagiert. Nach dieser Phase kehrt die Bezugsperson zur normalen Interaktion zurück. Man kann nun beobachten, dass viele Kinder zunächst verschiedene Anläufe unternehmen, um die Bezugsperson zu einer Reaktion zu bewegen (durch Lautäußerungen, Lächeln etc.). Wenn dadurch nichts bewirkt wird, werden sie sehr verunsichert (schauen weg, fangen an zu quengeln oder weinen sogar). Es wird sehr deutlich, dass sie ein anderes Verhalten von ihrer Bezugsperson erwarten und geradezu gestresst wirken durch das ungewohnt starre und nicht-responsive Verhalten, das sie nun erleben. Erwähnenswert ist dabei, dass die kindlichen Reaktionen auf das unbewegte Verhalten ihrer Bezugsperson umso deutlicher ausfallen, je **sensitiver die Bezugsperson** in ihrem normalen Alltag mit ihrem Kind umgeht. Die deutlichsten Effekte durch das Still-Face-Paradigma lassen sich in einem Altersbereich zwischen etwa drei und fünf Monaten beobachten (Mesman et al. 2010).

Was folgt daraus?
Blickkontakt lässt sich einsetzen, um das **Verhalten von Säuglingen zu regulieren,** da weniger Weinen und mehr positive Emotionen beim Säugling auftreten, wenn Blickkontakt besteht. Entscheidend ist weiterhin, dass Blickkontakt die **Synchronisierung des Verhaltens** eines Säuglings mit seiner Bezugsperson erleichtert. Beide Interaktionspartner schauen einander nicht nur an, sondern sie lächeln sich auch an und interagieren auch mit

Vokalisationen, die teilweise bereits **dialogisch** wirken. Das Verhalten wird zunehmend aufeinander abgestimmt und dadurch wächst gleichzeitig die Vertrautheit zwischen Kind und Bezugsperson. Es ist daher eigentlich nicht überraschend, wenn schon Säuglinge verunsichert reagieren, wenn eine Bezugsperson das vertraute Verhaltensmuster nicht zeigt (wie im Still-Face-Paradigma).

Wie die Kulturvergleiche zeigen, ist jedoch nicht nur Blickkontakt geeignet, um das Interaktionsverhalten zu synchronisieren. Auch Körperkontakt und Körperstimulationen können diese Funktion übernehmen. Es kann daher sinnvoll sein, **verschiedene Interaktionsmodularitäten zur Verhaltenssynchronisation** zu nutzen (ohne dabei allerdings in Aktionismus zu verfallen, der eine Überstimulation des Kindes zur Folge haben könnte).

Literatur

Keller, H., Borke, J., Lamm, B., Lohaus, A. & Yovsi, R.D. (2011). Developing patterns of parenting in two cultural communities. *International Journal of Behavioral Development, 35*, 233-245.

Lavelli, M. & Fogel, A. (2013). Interdyad differences in early mother-infant face-to-face communication: Real-time dynamics and developmental pathways. *Developmental Psychology, 49*, 2257-2271.

Lohaus, A., Ball, J. & Lißmann, I. (2019). Frühe Eltern-Kind-Interaktion. In L. Ahnert (Hrsg.), *Frühe Bindung* (S. 147–160). München: Ernst Reinhardt (4. Auflage).

Lohaus, A., Keller, H., Lissmann, I., Ball, J., Borke, J. & Lamm, B. (2006). Eye contact and social contingency experiences from three to six months of age and their relation to the detection of non-social contingencies. *European Journal of Developmental Psychology, 3*, 388-401.

MacLean, P.C., Rynes, K.N., Aragón, C., Caprihan, A., Phillips, J.P. & Lowe, J.R. (2014). Mother-infant mutual eye gaze supports emotion regulation in infancy during the Still-Face paradigm. *Infant Behavior and Development, 37*, 512-522.

Mesman, J., van IJzendoorn, M.H. & Bakermans-Kranenburg, M.J. (2010). The many faces of the Still-Face-Paradigm: A review and meta-analysis. *Developmental Review, 29*, 120-162.

4

Eltern-Kind-Interaktion

Hintergrund

Da Säuglinge in den ersten Lebensmonaten extrem unselbstständig sind, geht man davon aus, dass es **evolutionsbiologisch sinnvoll** ist, dass sich parallel dazu ein elterliches Fürsorgeverhalten entwickelt hat, das auf die kindlichen Bedürfnisse abgestimmt ist.

> Zu den **Fürsorgeverhaltensweisen** gehören Ernährungs- und Pflegeaktivitäten seitens der Bezugspersonen, aber auch Aktivitäten, die die kognitive und emotionale Entwicklung eines Kindes fördern (wie Unterstützung bei der Sprachentwicklung, bei der Emotionsregulation etc.).

Tatsächlich konnten in den letzten Jahrzehnten elterliche Verhaltensweisen identifiziert werden, die in idealer Weise auf die kindlichen Bedürfnisse angepasst sind. Es wird davon ausgegangen, dass die meisten Eltern diese Verhaltensweisen spontan und intuitiv einsetzen. Nach Papoušek und Papoušek (2002) gehört dazu das **verbale und präverbale Verhalten der Bezugspersonen,** die typischerweise mit erhöhter Stimme und in einer einfachen Sprache häufig mit vielen Wiederholungen mit einem Säugling reden. Weiterhin gehört dazu, dass Bezugspersonen sich darum bemühen, **Blickkontakt herzustellen** (→ Blickkontakt), und dass sie dabei einen optimalen räumlichen Abstand einhalten, der den visuellen Fähigkeiten des Säuglings entspricht. Dieser Abstand liegt in den ersten Lebenswochen in einem Bereich bis etwa 20 bis 30 cm. Weiterhin reagieren die meisten Eltern sehr **prompt auf die Verhaltenssignale ihres Kindes.** Ereignisse können

A. Lohaus, *Kindliche Kompetenzen*, https://doi.org/10.1007/978-3-662-63051-8_4

von einem Kind am Anfang seiner Entwicklung nur dann als Folge eigenen Verhaltens erkannt werden, wenn sie innerhalb eines gewissen zeitlichen Abstands eintreten. Weil die Gedächtnisspanne eines Kindes noch recht kurz ist, kommt es darauf an, spontan auf Verhaltenssignale des Kindes zu reagieren, damit das Kind einen Zusammenhang zwischen dem eigenen Verhalten und der darauffolgenden Reaktion der Bezugsperson erkennen kann. Deshalb ist eine prompte Reaktion wichtig. Weiterhin bemühen sich viele Eltern durch ihr Verhalten, den **Wachheits- und Erregungszustand ihres Kindes zu regulieren.** Dies geschieht beispielsweise durch beruhigende Maßnahmen, wenn das Kind sehr aufgeregt ist oder auch wenn das Kind schlafen soll (→ Schlaf). Das Fürsorgeverhalten der Bezugspersonen dient also nicht nur dazu, die unmittelbare Versorgung und Bedürfnisbefriedigung beim Säugling sicherzustellen, sondern es dient auch dazu, die ersten Entwicklungsschritte zu unterstützen, indem beispielsweise **Informationen so bereitgestellt werden,** dass der Säugling sie optimal erfassen kann.

Eine Voraussetzung, um angemessenes Fürsorgeverhalten zeigen zu können, ist eine **Sensitivität bzw. Feinfühligkeit der Bezugspersonen für die Verhaltenssignale** des Kindes. Als sensitiv gilt eine Bezugsperson, wenn sie die **Signale ihres Kindes wahrnimmt, richtig interpretiert sowie angemessen und prompt darauf reagiert** (Ainsworth et al. 1974). Eine sensitive Bezugsperson bringt dementsprechend gute Voraussetzungen mit, um ein angemessenes Fürsorgeverhalten zu realisieren. Weiterhin ergibt sich mit einem feinfühligen Verhalten eine **gute Grundlage für positive Interaktionen mit dem Kind** sowie zur Entwicklung einer **sicheren Bindung zwischen Kind und Bezugsperson** (→ Bindung).

Was können Sie beobachten?
Viele Fürsorgeverhaltensweisen erfolgen intuitiv und ohne bewusste Intention. Dennoch lassen sie sich im **Alltag häufig mühelos beobachten.** Man sieht beispielsweise nicht selten, dass sich ein Erwachsener zu einem Kind, das sich in einem Kinderwagen befindet, herunterbeugt. Der Erwachsene denkt vermutlich nicht darüber nach, dass dieser Abstand für das Kind passender ist, weil er dem visuellen Auflösungsvermögen besser gerecht wird. Vielmehr zeigt ein Erwachsener dieses Verhalten, ohne zuvor darüber nachgedacht zu haben. Erwachsene zeigen dieses Verhalten interessanterweise sogar dann, wenn sie der bewussten Ansicht sind, das Kind könnte in einem anderen Abstand optimal sehen.

Weiterhin lassen sich Verhaltensweisen zur **Herstellung von Blickkontakt** durch Bezugspersonen häufig beobachten. Sehr typisch ist dabei, dass die Augen übertrieben stark geöffnet werden, sodass der Säugling die Augenpartie besonders gut erkennen kann. Auch der sogenannte **Augengruß** (Heben des Kopfes, Hochziehen der Augenbrauen), der in Gegenwart eines Säuglings noch dazu häufig sehr übertrieben ausgeführt wird, dient dem Zweck, den Blick des Säuglings auf die eigene Augenpartie zu lenken und damit Blickkontakt herzustellen (→ Blickkontakt). Wenn Blickkontakt besteht, sind damit gute **Voraussetzungen für positive Vokalisationen** geschaffen, während negative Vokalisationen (wie Quengeln oder Weinen) dann seltener auftreten. Dies trägt demnach auch zur Regulation des Erregungszustandes eines Säuglings bei.

Auch das **veränderte Sprechverhalten,** das an einen Säugling gerichtet ist, lässt sich mühelos beobachten. Fast alle Erwachsenen ändern ihr Sprechverhalten, wenn sie sich an einen Säugling wenden. Sogar Kinder im Vorschulalter ändern ihre Sprechweise, wenn sie mit einem Säugling sprechen. Die Änderungen im Sprechverhalten finden sich praktisch **in allen Kulturkreisen,** was die Annahme unterstreicht, dass hier ein evolutionsbiologisch geprägtes Verhalten vorliegt. Erwähnenswert ist weiterhin, dass die Änderung des Sprechverhaltens nahezu automatisch und unreflektiert in der Gegenwart eines Säuglings ausgelöst wird, dass es aber wesentlich schwerer fällt, diese typischen Verhaltensweisen hervorzubringen, wenn kein Säugling in der Nähe ist und wenn man dieses Verhalten beispielsweise anderen Erwachsenen vorführen möchte.

Was folgt daraus?
Viele Fürsorgeverhaltensweisen, die in den ersten Lebensmonaten eines Säuglings erfolgen, sind **wahrscheinlich evolutionsbiologisch geprägt und erfolgen intuitiv.** Es kann also gerade in den ersten Lebenswochen und -monaten sinnvoll sein, sich **auf die eigenen Intuitionen im Umgang mit einem Kind zu verlassen.** Unter Umständen kann eine allzu starke Reflektion der eigenen Verhaltensweisen sogar ungünstig sein, weil ein intuitives Handeln dadurch erschwert wird (Lohaus et al. 1997). Wichtig ist es, **eine Sensitivität für die Verhaltenssignale** eines Säuglings zu entwickeln und ein Gespür dafür zu entwickeln, was sie bedeuten. In der Regel sollte es dann möglich sein, sich in seinem Fürsorgeverhalten auf die eigenen Intuitionen zu verlassen. Wenn jedoch erkennbar Probleme bei einem Säugling auftreten, kann Rat und Unterstützung durch andere (bis hin zu professioneller Hilfe) wichtig sein. In solchen Fällen kann es möglicherweise nicht hinreichend sein, sich auf die eigenen Intuitionen im Interaktionsverhalten mit einem Säugling zu verlassen.

Literatur

Ainsworth, M. D. S., Bell, S. M. & Stayton, D. J. (1974). Infant-mother attachment and social development: Socialization as a product of reciprocal responsiveness to signals. In M. P. M. Richards (Ed.), *The integration of a child into a social world* (S. 97–119). London: Cambridge University Press.

Lohaus, A., Keller, H., Völker, S., Cappenberg, M. & Chasiotis, A. (1997). Intuitive Parenting and Infant Behavior: Conception, Implications, and Empirical Validation. *Journal of Genetic Psychology, 158*, 271–286.

Papoušek, H., & Papoušek, M. (2002). Intuitive Parenting. In M. H. Bornstein (Ed.), *Handbook of parenting: Biology and ecology of parenting* (Bd. 2, S. 183–203). Mahwah, NJ: Lawrence Erlbaum Associates.

5

Fremdeln

Hintergrund

Zu den ersten **sozialen Unterscheidungen,** die von Kleinkindern überhaupt getroffen werden, gehört die Unterscheidung zwischen vertraut und fremd. Diese Unterscheidung gehört neben Alter und Geschlecht zu den ersten wesentlichen sozialen Merkmalen, die ein Kind wahrnimmt und die sein Verhalten beeinflussen können. Zu **spezifischen Reaktionen auf fremde Personen** kommt es typischerweise etwa zu derselben Zeit, wenn die **emotionale Bindung** an vertraute Personen einsetzt (also **mit etwa sechs bis acht Monaten**). Die Kinder unterscheiden zu diesem Zeitpunkt verstärkt zwischen Personen, die ihnen vertraut bzw. fremd sind.

> Ein **Fremdeln** kommt dadurch zum Ausdruck, dass ein Kind **Anzeichen des Unwohlseins** zeigt, wenn sich dem Kind eine fremde Person nähert (beispielsweise durch Abwendungs- und Abwehrreaktionen, Klammern an der Bezugsperson, Weinen etc.).

Das Ausmaß des Fremdelns erreicht typischerweise **mit etwa zehn bis zwölf Monaten seinen Höhepunkt** und nimmt danach wieder ab (Santrock 2014). Die Fremdelreaktion tritt um so stärker auf, je unvertrauter das Aussehen einer Person für das Kind ist. Man kann vermuten, dass eine unvertraute Person für das Kind Unsicherheit erzeugt, weil es die Person und das zu erwartende Verhalten nicht einordnen kann. Dies wiederum kann zu Verunsicherungs- und Angstreaktionen führen.

© Der/die Autor(en), exklusiv lizenziert durch Springer-Verlag GmbH, DE, ein Teil von Springer Nature 2021
A. Lohaus, *Kindliche Kompetenzen*, https://doi.org/10.1007/978-3-662-63051-8_5

In ihrem Beitrag über frühkindliche Ängste weisen LoBue und Adolph (2019) allerdings darauf hin, dass **nicht alle Kinder Fremdelreaktionen** zeigen. Selbst wenn sie keinen unmittelbaren Kontakt zu ihren Müttern haben, betrachten manche Säuglinge **eine fremde Person interessiert und lächeln sie sogar an,** ohne dass Zeichen von Ängstlichkeit erkennbar sind. Häufig beobachtbar ist bei diesen Kindern während der Annäherung einer fremden Person, dass der Gesichtsausdruck aufmerksamer wird und Interesse an der Person gezeigt wird, ohne dass negative Reaktionen auftreten. Auch physiologische Reaktionen, die auf Angst hindeuten (wie eine erhöhte Herzrate), sind nicht immer erkennbar. Sogar sinkende Herzraten, die **eher auf Interesse als Angst** hindeuten, sind teilweise beobachtbar.

Nach LoBue und Adolph (2019) spielt vor allem auch der **Kontext,** in dem eine fremde Person in Erscheinung tritt, eine Rolle. So waren ängstliche Reaktionen deutlicher, wenn sich die fremde Person in einer **fremden Umgebung** (wie beispielsweise in einem Beobachtungslabor) näherte, geringer fielen die Reaktionen dagegen in vertrauter Umgebung aus. Ebenso waren die Reaktionen in **Abwesenheit einer Bezugsperson** stärker als in Anwesenheit. Weiterhin erzeugt ein **fremdes Kind weniger Ängste** als ein fremder Erwachsener und auch die **Entfernung der fremden Person zum Kind** ist bedeutsam: Je näher die fremde Person kommt (bis hin zu Berührung oder auf den Arm nehmen), desto stärker wird die Fremdelreaktion (Brooks und Lewis 1976).

Auch **Temperamentsmerkmale** (→ Temperament) spielen bei der Fremdelreaktion eine Rolle. Kinder, die eine deutliche Fremdelreaktion zeigen, reagieren auch sonst auf neuartige Reize verstärkt mit Angst. Sie sind also insgesamt von ihrem Temperament eher zurückhaltender, gehemmter und ängstlicher und reagieren unabhängig vom Kontext eher negativer (Brooker et al. 2013). Man kann also sagen, dass Merkmale der fremden Person, der Situation und des Kindes zum Ausmaß der Fremdelreaktion beitragen.

Was können Sie beobachten?
Ob ein Kind fremdelt, lässt sich gut an den Reaktionen erkennen, die ein Kind im Umgang mit fremden Kindern oder Erwachsenen zeigt. Dies können **vielfältige Zeichen des Unwohlseins** sein, die sich typischerweise unmittelbar im Verhalten äußern. Interessant kann dabei auch sein zu beobachten, **unter welchen Umständen** die Fremdelreaktionen besonders stark bzw. weniger stark in Erscheinung treten. Wenn man weiß, wie sich

das Ausmaß der Fremdelreaktion beeinflussen lässt, kann man dazu beitragen, dass das Kind weniger Stress erlebt.

Da sich das Temperament eines Kindes deutlich schwerer beeinflussen lässt, ist es vor allem interessant, mögliche **Situationsmerkmale sowie Merkmale der fremden Person als Auslösefaktoren** zu betrachten. Bei welchen Personmerkmalen (wie beispielsweise besonders unvertrautes Aussehen einer fremden Person) und bei welchen Situationsmerkmalen (wie unvertraute Umgebung) **fremdelt ein Kind besonders stark bzw. besonders wenig?** Wie kann man dazu beitragen, die Fremdelreaktion zu reduzieren (z. B. durch allmählichen Kontaktaufbau zu der fremden Person)?

Zu diesen Fragen durch Beobachtung der möglichen Fremdelreaktionen Antworten zu bekommen, kann hilfreich sein, wenn ein Kind in der Fremdelphase **an eine neue Person in seinem Umfeld gewöhnt** werden soll (beispielsweise an einen Babysitter, an den Kinderarzt bei einem Besuch in der Arztpraxis etc.). Da diese Situationen im Alltag vorkommen können, ist es wichtig, **ein Gespür dafür zu bekommen,** was bei einem Kind Fremdelreaktionen auslöst und was dagegen getan werden kann.

Was folgt daraus?

Grundsätzlich gibt es Kinder, die von ihrem Temperament her eher **mutig und furchtlos** sind und die keinerlei Scheu vor neuen Erfahrungen haben. Es gibt umgekehrt auch Kinder, die eher **schüchtern und zurückhaltend** sind und sich Neuem eher zaghaft nähern. Beide Varianten können für die Entwicklung eines Kindes Vorteile mit sich bringen. Ein draufgängerisches und angstfreies Kind lässt sich zwar problemlos auf neue Situationen ein, kann dadurch aber auch leichter in gefährliche Situationen geraten. Ein ängstliches Kind braucht zwar längere Zeit, sich auf neue Situationen einzulassen, geht dadurch aber auch weniger Risiken ein. Da man diese Verhaltensunterschiede ohnehin nur schwer beeinflussen kann und sie **sowohl Vor- als auch Nachteile** mit sich bringen, scheint vor allem eine **Akzeptanz der Verhaltensunterschiede** durch die Bezugspersonen wichtig zu sein.

Akzeptieren bedeutet auch, dass man Kindern die **notwendige Geborgenheit** bietet, wenn sie offensichtlich in bestimmten Situationen Ängste entwickeln. Man kann sie an neue Situationen und fremde Personen **allmählich gewöhnen,** indem man die Ängste langsam durch eine zunehmende Vertrautheit abbaut. Unmittelbare und abrupte Konfrontationen mit angstauslösenden Reizen sollten eher vermieden werden, da dies **mit großem Stress** bei den Kindern verbunden wäre.

Literatur

Brooker, R.J., Buss, K.A., Lemery-Chalfant, K., Aksan, N., Davidson, R.J., & Goldsmith, H.H. (2013). The development of stranger fear in infancy and toddlerhood: Normative development, individual differences, antecedents, and outcomes. *Developmental Science, 16*, 864– 878.

Brooks, J., & Lewis, M. (1976). Infants' responses to strangers: Midget, adult, and child. *Child Development, 47*, 323–332.

LoBue, V. & Adolph, K.E. (2019). Fear in infancy: Lessons from snakes, spiders, heights, and strangers. *Developmental Psychology, 55*, 1889-1907.

Santrock, J. W. (2014). *Child development* (14th ed.). New York, NY: McGraw-Hill.

6

Gesten

Hintergrund

Bereits Säuglinge können nicht nur Vokalisationen, sondern auch **Gesten zur Kommunikation** nutzen. Tatsächlich können Worte erst in einem Alter von etwa einem Jahr gesprochen werden, während Säuglinge Gesten bereits **ab einem Alter von sechs Monaten** nutzen können. Beispielsweise strecken kleine Kinder ihren Eltern die Arme entgegen, um auf den Arm genommen zu werden.

> **Gesten** sind nonverbale Kommunikationsformen, mit denen Kinder ihre **Wünsche und Bedürfnisse früher zum Ausdruck** bringen können, als dies mit Hilfe von Sprachäußerungen der Fall ist.

Es gibt dementsprechend mittlerweile viele Ratgebermedien (Bücher, Videos, Websites etc.), die Eltern Anregungen dazu liefern, wie sie die Gestennutzung bei ihren Kindern fördern können. Die Annahme ist dabei, dass dadurch nicht nur die Kommunikation gefördert wird, sondern dass auch **Bezüge zur Kognitions- und Sprachentwicklung** bestehen. Dies wird teilweise damit begründet, dass die Hirnzentren, die für die Sprach- und Gestenproduktion zuständig sind, teilweise überlappt sind und sich zu ähnlichen Zeitpunkten entwickeln (Guidetti und Nicoladis 2008). Weiterhin wird eine frühe Gestennutzung mit weniger kindlichem Frustrationserleben, weniger emotionalen Ausbrüchen und einer verbesserten Eltern-Kind-Bindung in Zusammenhang gebracht (Nelson et al. 2012). Tatsächlich sind

A. Lohaus, *Kindliche Kompetenzen*, https://doi.org/10.1007/978-3-662-63051-8_6

die **Effekte jedoch umstritten,** da es bisher nur wenige Hinweise auf eine entwicklungsförderliche Wirkung durch ein systematisches Training der Nutzung von Gesten gibt (Kiegelmann 2009). Einerseits fanden Mueller et al. (2014) positive Entwicklungsergebnisse auf mehreren Entwicklungsdimensionen, wobei an dieser Studie jedoch nur 11 Kinder teilnahmen. Bei einer Studie mit 40 Kindern konnten Kirk et al. (2013) andererseits dagegen keine Effekte eines systematischen Gestentrainings auf die **Sprachentwicklung** finden. Positive Wirkungen sind am ehesten auf die **Eltern-Kind-Beziehung** zu erwarten, da es beziehungsfördernd sein dürfte, wenn schon frühzeitig Möglichkeiten zu einer nonverbalen Kommunikation zur Verfügung stehen (Lohaus und Vierhaus 2019).

Was können Sie beobachten?
Gesten werden von kleinen Kindern in der Regel dadurch gelernt, dass Bezugspersonen die Gesten und ihre Bedeutung als **Modell** zeigen. Da eine systematische **Imitation von Modellverhaltensweisen** häufig erst ab einem Alter von sechs Monaten erfolgt, ist eine systematische Gestennutzung dementsprechend frühestens ab diesem Alter beobachtbar. Noch bevor die Kinder zu sprechen beginnen, gibt es einige einfache Gesten, die fast alle Kinder (auch ohne systematische Unterweisung) erlernen. Dazu gehört die Zeigegeste. Die Kinder zeigen auf ein Objekt und bringen damit in der Regel zum Ausdruck, dass sie es haben möchten. Auch mit dem Kopf zu schütteln, um nein zu sagen, oder zum Abschied zu winken, lernen die meisten Kinder problemlos, bevor sie sprechen. Bei der Nutzung von Gesten lernen die Kinder letztlich **mit Symbolen zu operieren,** die einen bestimmten Bedeutungsinhalt kommunizieren sollen. Hier besteht also eine Übereinstimmung mit Sprache, die ebenfalls als ein Symbolsystem zu verstehen ist (→ Sprachverständnis). Beim Einüben von gestischer Kommunikation macht man sich den Umstand zunutze, dass kleine Kinder motorisch **früher zur Gesten- als zur Sprachproduktion** fähig sind (→ Erste Worte).

Bei der Auswahl geeigneter Gesten, die man Kindern bereits im vorsprachlichen Stadium beibringen kann, wurde häufig von den Gebärden ausgegangen, die von Gehörlosen zur Kommunikation genutzt werden. Tatsächlich findet man auch bei gehörlosen Kindern, dass sie bereits frühzeitig damit beginnen, **Gebärden zur Kommunikation** zu nutzen, wenn auch die Bezugspersonen eine Gebärdensprache nutzen. Zu Beginn handelt es sich jedoch (wie bei hörenden Kindern) zunächst um ein „Plappern" mit Gebärdenelementen, ohne dass das Gemeinte bereits verstanden werden kann. Dies weist darauf hin, dass der Komplexitätsgrad der zu erlernenden

Gesten so zu wählen ist, dass die einzelnen Gesten leicht zu erkennen sind und dass sie möglichst auch einen visuellen Bezug haben zu dem, was sie bezeichnen sollen (Kiegelmann 2009). Die zu erlernenden Gesten können dementsprechend **Bezüge zu Elementen aus Gebärdensprachen** haben, sie können jedoch auch unabhängig davon sein.

Die am häufigsten verbreiteten Gesten, die mit kleinen Kindern trainiert werden können, beziehen sich auf **Tätigkeiten** (wie essen, trinken, waschen etc.) oder **Objekte** (wie Milch, Apfel, Mama, Papa etc.). Die Gesten werden wiederholt vorgeführt und dabei sprachlich und häufig auch visuell begleitet, so dass das Kind allmählich erkennen kann, was mit einer Geste gemeint ist. Wichtig ist dabei, dass das Kind anschließend den **Erfolg seiner Gestennutzung** erkennen kann, indem es gelobt wird oder indem es das Gewünschte bekommt. Durch das Erfolgserlebnis wird das Kind in seiner Gestennutzung bestärkt.

Es gibt in Ratgebermedien viele **Übersichten zu möglichen Gesten,** die Kinder lernen können. Wichtig ist dabei, die **Kinder nicht zu überfordern.** Es bietet sich an, sukzessive einzelne Gesten zu vermitteln und dabei vor allem den **Spaßcharakter** überwiegen zu lassen. Die Anzahl der zu erlernenden Gesten sollte darüber hinaus begrenzt sein. Die meisten Übersichten zu kindlichen Gesten beschränken sich auf die **10 bis 20 wichtigsten Gesten,** um Wünsche und Bedürfnisse zum Ausdruck zu bringen. Man sollte bedenken, dass die Gestennutzung bei hörenden Kindern eher ein **Übergangsstadium** darstellt (im Gegensatz zu nicht-hörenden Kindern, die auch längerfristig auf ein großes Gestenrepertoire angewiesen sind).

Was folgt daraus?
Nach Kiegelmann (2009) gibt es im Wesentlichen **zwei Beweggründe,** aus denen Bezugspersonen vorsprachlichen Kindern mit normalen Hörfähigkeiten Gesten vermitteln: Einerseits macht die Kommunikation mit Gesten den Kindern und ihren Bezugspersonen Spaß und andererseits gibt es einen gesellschaftlichen Trend zu einem größeren Interesse an früher Lernförderung, wobei hier die Annahme im Vordergrund steht, dass ein Gestentraining hierbei hilfreich sein könnte. Es geht also um **Beziehungs- und Entwicklungsförderung,** wobei allerdings bisher wenig wissenschaftliche Evidenz dafür vorliegt, dass ein frühes Gestentraining einen nachhaltigen Einfluss auf die weitere Entwicklung (insbesondere die Kognitions- und Sprachentwicklung) nimmt. Es ist eher davon auszugehen, dass ein gemeinsamer Umgang mit Gesten sowohl durch den damit verbundenen Spaßfaktor als auch durch die Möglichkeit, besser auf die Bedürf-

nisse und Wünsche von Kindern einzugehen, zur **Beziehungsförderung** beiträgt. Es gibt zumindest keinen Hinweis auf schädliche Wirkungen, sondern eher auf **positive Wirkungen auf die Beziehungsgestaltung,** wenn in einem angemessenen Umfang und auf spielerische Weise vorsprachlichen Kindern eine Kommunikation mit Gesten ermöglicht wird.

Literatur

Guidetti, M. & Nicoladis, E. (2008). Gestures and communicative development. *First Language, 28*, 107–115.

Kiegelmann, M. (2009). Baby signing – Eine Einschätzung aus entwicklungspsychologischer Perspektive. *Das Zeichen, 82*, 262-272.

Kirk, E., Howlett, N., Pine, K. J., & Fletcher, B. (2013). To sign or not to sign? The impact of encouraging infants to gesture on infant language and maternal mind-mindedness. *Child Development, 84*, 574-590.

Lohaus, A. & Vierhaus, M. (2019). *Entwicklungspsychologie des Kindes- und Jugendalters* (4. überarbeitete und erweiterte Auflage). Heidelberg: Springer.

Mueller, V., Sepulveda, A. & Rodriguez, S. (2014). The effects of baby sign training on child development. *Early Child Development and Care, 184*, 1178-1191.

Nelson, L.H., White, K.R. & Grewe, J. (2012). Evidence for website claims about the benefits of teaching sign language to infants and toddlers with normal hearing. *Infant and Child Development, 21*, 474-502.

7

Habituationslernen

Hintergrund

Die evolutionsgeschichtlich am weitesten zurückreichende Form des Lernens dürfte wohl das **Habituationslernen** sein.

> Mit **Habituationslernen** ist gemeint, dass die ursprünglich deutliche Reaktion auf einen sich wiederholenden Reiz allmählich nachlässt, wenn man sich an den Reiz zunehmend gewöhnt hat.

Dieses Phänomen lässt sich bereits bei Tieren beobachten und lässt sich bei Säuglingen **sogar schon vorgeburtlich** nachweisen. Tatsächlich lassen sich erste Hinweise auf Habituationsleistungen schon ab der dritten Schwangerschaftswoche erkennen (Dirix et al. 2009). Habituationslernen impliziert, dass ein wiederholt dargebotener Reiz wiedererkannt wird, sodass der Organismus bei der Wiederholung allmählich seine Reaktion herunterfährt. Dies bedeutet, dass zumindest einfache **Lern- und Gedächtnisfähigkeiten beim Habituationslernen** involviert sind.

Die Fähigkeit eines Säuglings zum Habituationslernen hat erheblich dazu beigetragen, dass der wissenschaftliche Kenntnisstand über die Entwicklung von Säuglingen in den letzten Jahren und Jahrzehnten wesentlich zugenommen hat: Man kann Säuglinge an bestimmte Reize (wie beispielsweise Töne oder Bilder) gewöhnen, indem man sie ihnen immer wieder präsentiert. Wenn die Säuglinge habituiert sind (und kaum noch auf die Reize reagieren), **variiert man den Reiz,** indem man einen veränderten Ton

© Der/die Autor(en), exklusiv lizenziert durch Springer-Verlag GmbH, DE, ein Teil von Springer Nature 2021
A. Lohaus, *Kindliche Kompetenzen*, https://doi.org/10.1007/978-3-662-63051-8_7

oder ein verändertes Bild zeigt. Wenn ein Säugling nun wieder **mit erhöhter Aufmerksamkeit** reagiert, kann man daraus schließen, dass er gemerkt hat, dass sich der neue Reiz von der bisherigen Reizserie unterschieden hat. Auf diese Weise kann man beispielsweise feststellen, wie groß der Unterschied zwischen zwei Tönen sein muss, damit er von einem Säugling unterschieden werden kann. Bei Bildern könnte man beispielsweise herausfinden, wie detailreich die Unterschiede zwischen zwei Bildern sein müssen, damit sie wahrgenommen werden können.

Habituationsverfahren können genutzt werden, um **Wahrnehmungs- und Unterschiedsschwellen bei Sinneseindrücken** zu bestimmen. Man kann dadurch beispielsweise herausfinden, wie laut ein Ton sein muss, damit ein Säugling ihn hören kann, oder wie stark sich zwei Töne unterscheiden müssen, damit ein Säugling den Unterschied bemerkt. Obwohl der Säugling also nicht direkt etwas dazu aussagen kann, geben seine Reaktionen (z. B. die wieder erhöhte Aufmerksamkeit) indirekt Aufschluss über sein Wahrnehmungsvermögen.

Habituationsverfahren können auch genutzt werden, um Erkenntnisse über **kognitive Leistungen** zu gewinnen. So nutzten beispielsweise Quinn und Eimas (1996) eine Serie von Katzenbildern, um drei und vier Monate alte Kinder zunächst an Katzenbilder zu gewöhnen. Wenn das Interesse der Kinder nachgelassen hatte und die Kinder habituiert waren, wurde ihnen ein Bild einer anderen Tierart (z. B. ein Hund oder ein Löwe) gezeigt. Als Folge schauten sie wieder länger und interessierter auf das neue Bild. Dies zeigt, dass die Kinder in der Lage waren, eine Kategorie für Katzen zu bilden, und dass sie erkannten, dass das neue Tier nicht in diese Kategorie gehörte. Mit der Habituationsmethode lässt sich also auch zeigen, zu welchen kognitiven Leistungen (bzw. in diesem Fall **Kategorisierungsleistungen**) bereits Säuglinge imstande sind. Weiterhin lässt sich auch feststellen, über welche Zeiträume schon im Säuglingsalter **Gedächtnisleistungen** reichen. Wenn man Säuglingen beispielsweise eine Reizserie nach einiger Zeit noch einmal präsentiert, an die sie bereits früher habituiert worden sind, weist eine schnellere Habituation darauf hin, dass sie die Reizserie wiedererkannt haben.

Was können Sie beobachten?
Habituationslernen lässt sich bereits bei Säuglingen beobachten. Wenn man beispielsweise ein Geräusch mit einer Rassel hinter einem Säugling erzeugt, so wird er beim ersten Mal vermutlich eine Orientierungsreaktion zeigen, indem er versucht, **sich der Lautquelle zuzuwenden.** Wenn man ein solches Geräusch jedoch häufiger wiederholt, **wird die Reaktion**

zunehmend geringer ausfallen: Der Säugling hat sich so sehr an das Geräusch gewöhnt, dass es ihn nicht mehr interessiert.

Ein ähnliches Vorgehen kann man sich auch mit **visuellen Reizen** vorstellen. Wenn man einem Säugling wiederholt eine blaue Farbtafel präsentiert, bis er das Interesse daran verliert und nicht mehr hinschaut, könnte man im Anschluss eine grüne Farbtafel zeigen. Wenn nun das Interesse wieder steigt und der Säugling wieder länger hinschaut, kann man daraus die Schlussfolgerung ziehen, dass der Säugling **die beiden Farben differenzieren** kann.

Bei allen Habituationsexperimenten ist eine **wichtige Grundvoraussetzung,** dass der Säugling zunächst **in einem wachen und aufmerksamen Zustand** ist. Ein Habituationslernen ist nicht möglich, wenn sich der Säugling bereits in einem müden oder quengelnden Zustand befindet. Außerdem kann es notwendig sein, die Aufmerksamkeit des Säuglings **auf den Habituationsreiz zu lenken** (z. B. durch Bewegen der Farbkarte), damit er nicht durch andere Reize um ihn herum abgelenkt ist.

Was folgt daraus?

Schon Säuglinge sind **dazu in der Lage zu lernen.** Sie können offenbar lernen, Reize als gleich oder ähnlich zu gruppieren, und ihre Reaktion allmählich darauf anzupassen. Mit zunehmender Bekanntheit des Reizes nimmt die Reaktionsstärke ab und erst bei einem neuen Reiz erfolgt eine erneute Aufmerksamkeit.

Erwähnenswert ist in diesem Zusammenhang, dass die **Geschwindigkeit, mit der Kinder auf neue Reize habituieren,** in einigen Studien als Maß für die **Informationsverarbeitungsgeschwindigkeit** von Säuglingen genutzt wurde. Wenn Kinder sehr schnell habituieren, weist das darauf hin, dass sie bei wiederholten Reizpräsentationen zu sehr schnellen Wiedererkennungsleistungen fähig sind. Die hohe Informationsverarbeitungsgeschwindigkeit, die darin zum Ausdruck kommt, wurde dementsprechend als **Hinweis auf eine höhere Intelligenz** gewertet →(→ Intelligenz). In einigen Studien wurde daher die frühe Habituationsgeschwindigkeit im Säuglingsalter mit der späteren Intelligenz im Kindesalter in Bezug gesetzt. Diese Bezüge konnten tatsächlich in mehreren Studien belegt werden (u. a. Domsch, Lohaus & Thomas, 2010). Nach Kavšek (2004) ließen sich **Zusammenhänge in einer mittleren Größenordnung zur Intelligenz** im Alter von 11 Jahren zeigen. Das mittlere Ausmaß der Zusammenhänge zeigt jedoch gleichzeitig, dass neben der Habituationsgeschwindigkeit noch viele andere Faktoren zur Ausprägung der späteren Intelligenz beitragen. Eine **Intelligenzprognose** ist daher mit der Habituationsgeschwindigkeit nur eingeschränkt möglich.

Literatur

Dirix, C.E., Nijhuis, J.G., Jongsma, H.W. & Hornstra, G. (2009). Aspects of fetal learning and memory. *Child Development, 80*, 1251-1258.

Domsch, H., Lohaus, A. & Thomas, H. (2009). Prediction of childhood cognitive abilities from a set of early indicators of information processing capabilities. *Infant Behavior and Development, 32*, 91-102.

Kavšek, M. (2004). Predicting later IQ from infant visual habituation and visual response to novelty: A meta-analysis. *Journal of Applied Developmental Psychology, 25*, 369-393.

Quinn, P. C., & Eimas, P. D. (1996). Perceptual organization and categorization in young infants. In C. Rovee-Collier & L. P. Lipsitt (Eds.), *Advances in infancy research, Vol. 10* (p. 1–36). Westport, CT: Ablex Publishing.

8

Hören

Hintergrund

Säuglinge können schon vorgeburtlich hören. Wenn beispielsweise ein lauter, **hochfrequenter Ton** am Bauch einer Schwangeren induziert wird, erhöht sich die **Herzschlagfrequenz** des Kindes (Lohaus und Vierhaus 2019). Nach der Geburt sind die Hörfähigkeiten noch nicht so ausgeprägt wie bei Erwachsenen, sodass Neugeborene sehr leise Töne, die von Erwachsenen erkannt werden, noch nicht wahrnehmen.

> Eine wichtige Entwicklungsaufgabe für den Säugling ist es, die vielfältigen Hörgeräusche in seiner Umgebung einzuordnen und seine Bedeutung zu verstehen, um dadurch die eigene Umgebung zu strukturieren. Die Fähigkeit zu **hören** bildet die Grundlage für diese Kompetenz.

Schon Säuglinge zeigen eine **Präferenz für menschliche Stimmen** und sind in der Lage, aus dem Strom der Laute und Geräusche **Regelmäßigkeiten herauszuhören** (Siegler et al. 2016). Dies ist eine wichtige **Voraussetzung für die Sprachentwicklung** (→ Sprachverständnis). Darüber hinaus zeigen Säuglinge eine Präferenz für **hohe Stimmfrequenzen** (wie weibliche Stimmen und Kinderstimmen). Weiterhin finden sich Präferenzen für **rhythmische Tonabfolgen** (wie sie häufig in Kinderliedern zu finden sind). Dementsprechend haben Säuglinge ein erhöhtes Interesse an Musik und können Musikstücke (wie Kinderlieder), die sie bereits früher gehört haben, auch einige Wochen später noch wiedererkennen. Weiterhin können bestimmte Rhythmen, die dem Herzschlag ähneln, eine beruhigende Wirkung auf einen Säugling haben.

Die meisten Präferenzen, die Säuglinge nachgeburtlich an den Tag legen, dürften vermutlich durch **vorgeburtliche Erfahrungen** (z. B. Herzfrequenz, Stimme der Mutter etc.) geprägt sein. So ist beispielsweise bekannt, dass Säuglinge nachgeburtlich die Stimme ihrer Mutter vor anderen Stimmen präferieren. Nachweisen ließ sich dies, indem Säuglinge durch **Veränderung ihrer Saugfrequenz** an einem Schnuller steuern konnten, ob sie die Stimme ihrer Mutter oder eine andere weibliche Stimme hörten. Den Säuglingen gelang es typischerweise, ihre Saugfrequenz so zu erhöhen (bzw. auch zu erniedrigen), dass sie die Stimme ihrer Mutter hörten (De Casper und Fifer 1980). Eine analoge Präferenz für die **Stimme des Vaters** ließ sich dagegen nicht nachweisen. Dies wird so interpretiert, dass die vorgeburtlichen Erfahrungen mit der Stimme der Mutter, die in diesem Ausmaß in der Regel für die Stimme des Vaters nicht bestehen, ausschlaggebend für die Entwicklung der Präferenz sind. Dadurch wird belegt, dass erste akustische Präferenzen durch vorgeburtliche Erfahrungen geprägt werden.

Was können Sie beobachten?

Schon in den ersten Lebenswochen sind Säuglinge in der Lage, sich einer **Lautquelle zuzuwenden,** die sich links oder rechts von ihnen befindet. Daraus lässt sich zweifelsfrei schließen, dass ein Säugling in der Lage ist zu hören. Die Kopfbewegung zur Lokalisation einer Lautquelle lässt sich schon frühzeitig beobachten. Man kann beispielsweise eine Rassel oder einen Glockenton hinter dem Säugling ertönen lassen, wenn er in einem wachen und aufmerksamen Zustand ist. Man kann sich auch links oder rechts hinter dem Säugling platzieren, so dass man nicht von ihm gesehen wird, und ihn ansprechen. Typischerweise wendet er seine Augen bzw. seinen Kopf in die Richtung, aus der die Sprache kommt.

Die **Häufigkeit mittelgradiger und stärkerer Hörschädigungen** liegt bei 0,3 % der Neugeborenen (also recht niedrig). Um dennoch mögliche Hörschädigungen rechtzeitig erkennen zu können, werden mit Neugeborenen routinemäßig in den ersten Tagen nach der Geburt **Hörtests** durchgeführt. Dazu gibt es **zwei Standardverfahren,** die gegebenenfalls kombiniert eingesetzt werden. Bei einem der Verfahren werden leise Klicktöne in das Ohr des Säuglings gespielt und es wird geprüft, ob deren Schallwellen vom Innenohr zurück ins äußere Ohr reflektiert werden. Dadurch zeigt sich, ob die Schallaufnahme in der Hörschnecke gestört ist. Durch dieses Verfahren kann jedoch nicht geklärt werden, ob die Schallwellen ins Gehirn übertragen werden. Um dies zu prüfen, wird ein spezifisches **Elektroenzephalographie-Verfahren** eingesetzt, mit dem sich durch Ableitungen über Elektroden nachweisen lässt, dass Klickgeräusche in elektrische Impulse im Gehirn übersetzt werden. Auch unabhängig von den eigenen Beobachtungen sollte also typischerweise schon in den ersten Lebenstagen geklärt sein, ob ein Säugling hinreichend hören kann.

Beobachten lassen sich weiterhin die **Reaktionen von Säuglingen auf verschiedene akustische Reize.** So lässt sich nicht selten beobachten, dass bestimmte Reize sehr beruhigend auf Säuglinge wirken. Dies gilt vor allem für rhythmische (aber gleichzeitig beruhigende Musik), für monotone Geräusche (wie leises rhythmisches Trommeln) oder andere Geräusche, die an die vorgeburtlichen Erfahrungen erinnern und dadurch Ruhe und Geborgenheit signalisieren (→ Schlaf). Durch Beobachtung der kindlichen Reaktionen auf verschiedene akustische Reize lassen sich die **individuellen Präferenzen eines Kindes** herausfinden. Da die vorgeburtlichen Erfahrungen nicht für alle Kinder gleich sind, kann man davon ausgehen, dass auch die nachgeburtlichen Präferenzen unterschiedlich sind. Gegebenenfalls kann man auch schon vorgeburtlich auf die Präferenzen Einfluss nehmen, indem beispielsweise **einfache Melodien** häufig wiederholt gesungen werden. Durch Präferenztests mit dem Saugparadigma ließ sich sogar zeigen, dass Säuglinge **kurze Geschichten,** die sie vorgeburtlich zweimal täglich gehört hatten, nachgeburtlich vor anderen Geschichten präferieren (De Casper und Spence 1986). Wiedererkannt werden dabei wahrscheinlich die Rhythmik und Sprachmelodie der Geschichten (aber selbstverständlich nicht die Inhalte).

Was folgt daraus?
Da Säuglinge hochfrequente Töne präferieren, kommt es ihren Vorlieben entgegen, wenn auch die **Sprache der Bezugspersonen entsprechend angepasst wird.** Dies bedeutet, dass es sinnvoll ist, im Umgang mit einem Säugling den sogenannten **Babytalk** (früher auch als Ammensprache bezeichnet) einzusetzen, da diese Form der Sprache sehr gut den kindlichen Präferenzen entspricht. Dabei wird die Tonhöhe angehoben sowie die Sprache vereinfacht und deutlicher artikuliert. Auch rhythmische Elemente finden sich im Babytalk häufig dadurch, dass Silben wiederholt werden ("nana-na"). Der Babytalk kommt nicht nur den akustischen Präferenzen von Säuglingen entgegen, sondern ermöglicht auch das **leichtere Identifizieren von einzelnen Sprachlauten und Silben.** Da Säuglinge über hervorragende Fähigkeiten zur Analyse von sprachlichem Input verfügen, wird dadurch auch die Sprachentwicklung nachhaltig gefördert (→ Sprachverständnis).

Wenn es gelingt, die akustischen Präferenzen eines Säuglings zu identifizieren, kann dieses Wissen auch genutzt werden, um den **Aufmerksamkeits- und Erregungszustand eines Säuglings zu regulieren.** Akustische Reize können dann gezielt genutzt werden, um die Aufmerksamkeit eines Säuglings zu wecken (z. B. durch Rasselgeräusche oder verbale Ansprache), und ebenso, um einen beruhigenden Einfluss auf den Erregungszustand eines Säuglings zu nehmen (z. B. durch eine wiederkehrende Musik, die der Säugling kennt, und ihm Ruhe signalisiert).

Literatur

De Casper, A.J. & Fifer, W.P. (1980). Of human bonding: Newborns prefer their mothers' voices. *Science, 208*, 1174-1176.

De Casper, A.J. & Spence, M. (1986). Newborns prefer a familiar story over an unfamiliar one. *Infant Behavior and Development, 9*, 133-150.

Lohaus, A. & Vierhaus, M. (2019). *Entwicklungspsychologie des Kindes- und Jugendalters* (4. überarbeitete und erweiterte Auflage). Heidelberg: Springer.

Siegler, R., Eisenberg, N., DeLoache, J. & Saffran, J. (2016). *Entwicklungspsychologie im Kindes- und Jugendalter*. Heidelberg: Springer.

9

Imitation

Hintergrund

Schon in den ersten Lebenswochen sind Säuglinge zu **Imitationsleistungen** fähig. Vor allem bestimmte Gesichtsausdrücke von Bezugspersonen können nicht selten schon nachgeahmt werden. Interessanterweise verschwindet die Fähigkeit zu diesen Imitationsleistungen nach den ersten Lebenswochen wieder. Erst mit etwa sechs Monaten treten wieder Imitationsleistungen auf.

> Es kann davon ausgegangen werden, dass am Anfang der Entwicklung **sehr basale neurokognitive Mechanismen** für die **Imitationsleistungen** verantwortlich sind, während später dann andere kortikale Zentren die Steuerung übernehmen. Bei den ursprünglichen Imitationsleistungen könnten möglicherweise **Spiegelneuronen** eine Rolle spielen, die bestimmte Bewegungsmuster des Gegenübers identifizieren und reflexhaft (ohne bewusste Steuerung) in analoge eigene Bewegungen übersetzen.

Möglicherweise lässt sich auch das reflektorische Lächeln, das ebenfalls bereits frühzeitig auftritt, auf ähnliche Weise erklären. Später können die Nachahmungsleistungen dann bewusst und willentlich gesteuert werden.

Was können Sie beobachten?

Imitationsleistungen können vor allem bei **mimischen Ausdrücken** schon **in den ersten Lebenswochen** beobachtet werden. Wenn die Bezugsperson deutlich sichtbar den Mund weit öffnet, die Lippen vorstülpt oder die Zunge herausstreckt, ahmt ein Säugling dies nicht selten nach.

© Der/die Autor(en), exklusiv lizenziert durch Springer-Verlag GmbH, DE, ein Teil von Springer Nature 2021
A. Lohaus, *Kindliche Kompetenzen*, https://doi.org/10.1007/978-3-662-63051-8_9

Voraussetzung ist, dass der Säugling wach und aufmerksam ist. Auch das reflektorische Lächeln kann in den Reigen der Gesichtsausdrücke, die imitiert werden, eingeordnet werden. Diese Imitationsleistungen finden sich allerdings nicht bei allen Säuglingen in gleichem Maße.

Im Zeitraum **zwischen sechs Wochen und sechs Monaten sind kaum Imitationsleistungen zu beobachten.** Sie treten danach jedoch wieder häufiger auf. Bemerkenswert ist dabei auch, dass die Imitation nun auch **zeitversetzt** erfolgen kann, was darauf hinweist, dass die Kinder die zu imitierende Modellhandlung offenbar zwischenzeitlich im Gedächtnis gespeichert haben. Im Alter von sechs Monaten ist es wichtig, dass die demonstrierten Handlungen **wenig komplex und gut erkennbar** sind (z. B. auf einen großen Knopf drücken, der daraufhin ein Geräusch von sich gibt, oder einer Puppe einen Schuh auszuziehen). Es reicht häufig nicht aus, die Modellhandlung nur einmal zu zeigen. Häufig sind mehrere Demonstrationen erforderlich, damit es zu einer Nachahmung kommt.

Je älter die Kinder werden, desto komplexer können die Modellhandlungen sein und desto weniger Demonstrationen sind notwendig. Bei sechs Monate alten Säuglingen sind Behaltensleistungen über einen Zeitraum von zehn Minuten bis hin zu 24 h nachgewiesen (Knopf et al. 2011). Wenn man also beispielsweise das Objekt, an dem eine Modellhandlung demonstriert wurde, dem Säugling nach 24 h noch einmal präsentiert, werden einige Säuglinge die Imitationsleistung auch nach diesem relativ langen Zeitraum noch zeigen. Hier gibt es aber **große Unterschiede zwischen Säuglingen,** was daran liegt, dass mehrere Einflussfaktoren dafür verantwortlich sind, ob es zu einer Imitationsleistung kommt oder nicht.

Nach der **Theorie des Modelllernens** (Bandura 1986) ist dabei zunächst wichtig, dass ein Beobachter (in diesem Fall das Kind) **aufmerksam** zuschaut. Im zweiten Schritt muss das Kind die Modellhandlung **im Gedächtnis speichern.** Darüber hinaus muss es drittens über die **motorische Fähigkeit** verfügen, das Gesehene in eine eigene Handlung zu übersetzen. Im vierten Schritt ist es noch wichtig, dass das Kind **motiviert** ist, die Handlung zu imitieren. Jeder dieser Schritte ist bedeutsam: So mag ein Kind aufmerksam zugeschaut haben und die Modellhandlung gespeichert haben, aber dies wird ihm nicht helfen, wenn seine motorischen Fähigkeiten nicht ausreichen, um die Modellhandlung zu imitieren. Ein zweijähriges Kind, das seiner fünfjährigen Schwester beim Fahrradfahren zuschaut, wird dies nicht imitieren können, weil die eigenen motorischen Kompetenzen dazu nicht ausreichen. Da alle vier Einflussfaktoren hier eine Rolle spielen können, ist es nicht erstaunlich, dass es starke individuelle

Unterschiede zwischen Kindern hinsichtlich ihrer Imitationsleistungen geben kann.

Was folgt daraus?

Grundsätzlich ist es für Eltern eine erfreuliche Beobachtung, wenn sie sehen, dass ein Säugling die eigene Mimik imitiert. Gerade in den ersten Lebenswochen gehören die Imitationsleistungen zu den **kindlichen Kommunikationssignalen,** die zur Bindung der Eltern an ihr Kind beitragen. Der frühkindlichen Imitation in den ersten Lebenswochen kann damit eine Rolle für die Entstehung der ersten Sozialbeziehungen zukommen.

Auch wenn man vielleicht denken könnte, dass die frühkindlichen Imitationsleistungen ein Ausdruck frühkindlicher Intelligenz sind, lassen sich aus diesen Verhaltensweisen **keine eindeutigen Indikatoren für die spätere Intelligenz** ableiten. Substanzielle Zusammenhänge zur weiteren kognitiven Entwicklung sind zumindest bisher nicht nachgewiesen. Es ist also kein Hinweis auf eine hohe oder niedrige Intelligenz, wenn ein Kind viele oder wenige Imitationsleistungen in den ersten Lebenswochen zeigt.

Insgesamt kann man davon ausgehen, dass die Beobachtung des Verhaltens von Modellen (Eltern, Geschwister etc.) eine wichtige Grundlage für die Entwicklung eines Kindes ist. Auch wenn in den ersten Lebensmonaten noch keine umfangreichen Imitationsleistungen erkennbar sind, kann man davon ausgehen, dass Kinder in ihrer weiteren Entwicklung viele Verhaltensweisen **aus der Beobachtung des Verhaltens anderer erlernen.** Dies gilt selbst dann, wenn sie das erlernte Verhalten (noch) nicht unmittelbar zeigen (können). Da die Gedächtnisleistungen steigen, können durch Modelllernen erworbene Verhaltensweisen auch zeitversetzt in Erscheinung treten. Insofern ist es sinnvoll, als **Bezugsperson das eigene Verhalten zu reflektieren,** weil das Verhalten einer Bezugsperson für ein Kind leicht zum Modell wird, das später im kindlichen Verhalten wieder in Erscheinung tritt.

Literatur

Bandura, A. (1986). *Social foundations of thought and action.* Engelwood Cliffs: Prentice Hall.

Knopf, M., Goertz, C. & Kolling, T. (2011). Entwicklung des Gedächtnisses bei Säuglingen und Kleinkindern. *Psychologische Rundschau, 62,* 85-92.

10

Intelligenz

Hintergrund

Intelligenz gehört zu den Eigenschaften, die häufig als wünschenswert angesehen werden, weil Intelligenz mit einer erhöhten Chance auf späteren **Erfolg in der Schule** und auch im **Berufsleben** in Verbindung gebracht wird (Sternberg et al. 2001). Die Intelligenz wird in der Regel mit Hilfe von **Intelligenztests** gemessen.

> Bei der **Intelligenzmessung** geht es um die Erfassung der kognitiven Leistungsfähigkeit mithilfe verschiedener Aufgaben, die unter anderem Hinweise auf die **Verarbeitungsgeschwindigkeit,** die **Fähigkeit zu logischem und abstraktem Denken** und die **Lernfähigkeit** geben.

Ein wichtiges Problem besteht dabei darin, dass typische Intelligenztestaufgaben in frühen Entwicklungsphasen (wie dem Säuglingsalter) praktisch nicht durchführbar sind. Eine Alternative für das Säuglingsalter können gegebenenfalls **Entwicklungstests** sein, die jedoch häufig **nicht nur intellektuelle Kompetenzen** erfassen. Interessant ist in diesem Zusammenhang weiterhin, dass die Ergebnisse von derartigen Testungen häufig nicht sehr aussagekräftig sind. So ließ sich beispielsweise zeigen, dass die Entwicklungstestergebnisse, die im Alter von einem Jahr erhoben wurden, praktisch keinen Zusammenhang aufwiesen mit den Testergebnissen, die sich bei denselben Kindern im Alter von zwei Jahren zeigten (Lissmann et al. 2006). Aus den Testergebnissen mit einem Jahr ließen sich die späteren Entwicklungsergebnisse demnach **nicht vorhersagen.** Die Entwicklungs-

A. Lohaus, *Kindliche Kompetenzen,* https://doi.org/10.1007/978-3-662-63051-8_10

testergebnisse eignen sich zwar, um **Kinder mit besonderen Entwicklungs-risiken** frühzeitig zu erkennen, aber sie ermöglichen kaum genaue Vorhersagen zur zukünftigen Entwicklung. Dies liegt daran, dass sich gerade in den frühen Entwicklungsphasen noch vieles im Fluss befindet und Veränderungen in verschiedenste Richtungen stattfinden können.

Auch wenn klassische Testergebnisse häufig noch wenig Prognosemöglichkeiten in frühen Entwicklungsphasen bieten, sieht die Lage etwas besser aus, wenn man nach Parametern sucht, die als **Ausdruck der Informationsverarbeitungsgeschwindigkeit oder der Lernfähigkeit** von Kindern gelten können. So ließ sich beispielsweise zeigen, dass die **Habituationsgeschwindigkeit** (Zeitdauer, die vergeht, bis ein Kind das Interesse an einem Objekt verliert; → Habituation) sowie die **Präferenz für Neues** (Ausmaß der Präferenz für ein neues Objekt, wenn es zusammen mit einem bereits bekannten Objekt präsentiert wird) in einem gewissen Maße geeignet sind, die Intelligenz vom frühen Kindesalter bis in das Erwachsenenalter hinein vorherzusagen (Fagan et al. 2007). Die frühen Intelligenzindikatoren hingen also mit der späteren Intelligenz im Erwachsenalter zusammen.

Was können Sie beobachten?

Grundsätzlich handelt es sich bei der Intelligenz um eine **Persönlichkeitseigenschaft, die nicht unmittelbar beobachtbar ist.** Man kann also nur den Umgang mit Aufgaben anschauen, für deren Bearbeitung Intelligenz erforderlich ist. Ein Kind, das schnell Zusammenhänge sieht oder schnell die Lösung für altersentsprechende Aufgaben findet, legt dabei ein gewisses Ausmaß an Intelligenz an den Tag. Typischerweise lässt sich auch gut erkennen, wie lange es dauert, bis ein Kind sein Interesse verliert, wenn es ein Objekt oder ein Bild immer wieder für einige Zeit (z. B. 20 s) gezeigt bekommt. Nach einigen Durchgängen wird die Betrachtungszeit zunehmend nachlassen und ein Säugling wird sich anderen Dingen zuwenden.

Wenn die Betrachtungszeit stark nachgelassen hat, kann man dem Säugling das bekannte Objekt zusammen mit einem neuen Objekt zeigen. Typischerweise wäre es nun ein **Hinweis auf ein intelligentes Verhalten,** wenn der Säugling vor allem das neue Objekt betrachtet, weil er das alte Objekt hinlänglich häufig gesehen hat. Bei Säuglingen, die in diesem Verfahren eine starke Präferenz für Neues an den Tag legen, zeigt sich demnach eine hohe Lernleistung und gleichzeitig eine hohe Bereitschaft, sich Neuem zuzuwenden.

Man kann also zusammenfassend sagen, dass vor allem Hinweise auf eine hohe Informationsverarbeitungsgeschwindigkeit und eine hohe Lern- und Merkfähigkeit genutzt werden können, um auf Intelligenz zu schließen.

Was folgt daraus?

Obwohl eine Vielzahl von Studien darauf hinweist, dass Intelligenz **auch durch genetische Anlagen** mitbestimmt wird (Neyer und Spinath 2008), lässt sich ebenfalls zeigen, dass die Umwelt entscheidend zur Intelligenzausprägung beiträgt. So lässt sich beispielsweise zeigen, dass der Intelligenzquotient in der Bevölkerung **von Generation zu Generation ansteigt** (auch wenn zuletzt wieder teilweise ein leichtes Absinken zu beobachten ist). Da sich die genetischen Grundlagen nicht in diesem relativ kurzen Zeitraum geändert haben können, spricht dies für einen fördernden Umwelteinfluss. Weiterhin lässt sich nachweisen, dass der Intelligenzquotient von den individuellen **Förderbedingungen** abhängt und dass er sich durch **Fördermaßnahmen** positiv beeinflussen lässt (Sternberg et al. 2001).

Die Tatsache, dass der Intelligenzquotient über die Generationen hinweg angestiegen ist, weist darauf hin, dass sich die Förderbedingungen (durch Spielzeug, durch Medien, durch förderndes Interaktionsverhalten der Bezugspersonen etc.) für viele Kinder erheblich verbessert haben. Dennoch besteht hier **noch immer Potenzial,** da nicht alle Kinder gute Förderbedingungen erhalten. Vor allem Förderbedingungen, die nach Möglichkeit mit viel sprachlicher Unterstützung vielfältige Anregungen für Kinder bieten, dürften hier hilfreich sein. Dabei kommt es nicht unbedingt auf die Menge des Spielzeugs an, sondern es gibt viele **kreative Möglichkeiten,** Anregungen zu bieten. Anregungen durch **extensiven Medienkonsum** sind hier nicht gemeint, da diese Form der Anregung eher den **passiven Konsum und nicht die aktive Auseinandersetzung** mit der eigenen Umwelt fördert. In angemessener Dosierung und durch geeignete Medien kann jedoch sicherlich auch Mediennutzung zur Intelligenzförderung beitragen.

Umgekehrt besteht bei den Kindern, die sehr viel Förderung erfahren, die **Gefahr von Überforderungen.** Kinder benötigen auch die Ruhe, ihre Erfahrungen zu verarbeiten, und daher ist es auch wichtig, **Überforderungssignale zu beachten.** Bei Säuglingen kann sich dies beispielsweise in Abwendungsreaktionen, in Quengeln oder Ermüdungsanzeichen äußern.

Es ist vielleicht noch wichtig zu betonen, dass es **praktisch nicht möglich ist, bereits im frühkindlichen Bereich eine besonders ausgeprägte Intelligenz** (im Sinne einer Hochbegabung) zu identifizieren. Einigermaßen aussagekräftige Aussagen zur Intelligenz, die erste Prognosemöglichkeiten erlauben, sind erst mit etwa vier bis sechs Jahren möglich, wobei auch dies noch eher unsicher ist, weil noch viele Entwicklungsveränderungen stattfinden, die sich auf die Prognose auswirken können (Sternberg et al. 2001). Außerdem ist zu bedenken, dass eine **hohe Intelligenz kein Garant für**

einen hohen Erfolg im späteren Leben ist. Für den Schul- oder Berufs-
erfolg spielt beispielsweise auch die **Leistungsmotivation** eine wichtige
Rolle, die trotz hoher Intelligenz nicht stark ausgeprägt sein muss. Weiterhin
sollte man bedenken, dass auch **Faktoren wie soziale Kompetenzen** letztendlich ausschlaggebender für das spätere Wohlbefinden sein können als ein
Erfolg auf der Basis von Leistung. Insofern ist eine **einseitige Förderung
der kognitiven Leistungsfähigkeit als mögliches Entwicklungsziel** wahrscheinlich eher zu hinterfragen.

Literatur

Fagan, J. F., Holland, C. R., & Wheeler, K. (2007). The prediction, from infancy,
of adult IQ and achievement. *Intelligence, 35,* 225-231.

Lissmann, I., Domsch, H. & Lohaus, A. (2006). Zur Stabilität und Validität von
Entwicklungstestergebnissen im Alter von sechs Monaten bis zwei Jahren: Eine
Analyse am Beispiel des ET 6-6. *Kindheit und Entwicklung, 15,* 35-44.

Neyer, F., & Spinath, F. M. (Hrsg.). (2008). *Anlage – Umwelt: Neue Perspektiven der
Verhaltensgenetik und Evolutionspsychologie.* Stuttgart: Lucius & Lucius.

Sternberg, R.T., Grigorenko, E.L. & Bundy, D.A. (2001). The predictive value of
IQ. *Merrill-Palmer Quarterly, 47,* 1-41.

11

Intermodale Wahrnehmung

Hintergrund

Die Sinnesorgane sind von der Geburt an (und sogar schon pränatal) funktionstüchtig und können genutzt werden, um Informationen aus der Umwelt aufzunehmen. Die Frage ist jedoch, ob die verschiedenen Sinnesmodalitäten schon **miteinander verknüpft** sind (intermodale Wahrnehmung) oder ob alle Sinneskanäle **separat funktionieren,** ohne miteinander verbunden zu sein.

> Wenn es gelingt, die Informationen aus verschiedenen Sinnesmodalitäten (wie sehen, hören oder tasten) miteinander zu verknüpfen, spricht man von **intermodaler Wahrnehmung.** Wenn jemand spricht, dann erwarten Erwachsene beispielsweise, dass sich seine Lippen bewegen. Es besteht also eine **Assoziation zwischen auditiver und visueller Information.** Beide Informationsquellen werden also miteinander verknüpft.

Die Frage ist nun, ob auch bei Säuglingen schon derartige Verknüpfungen zwischen verschiedenen Sinneskanälen bestehen, sodass beispielsweise bereits aus der auditiven Information Erwartungen darüber gebildet werden, was die dazugehörige visuelle Information sein müsste. Wenn dagegen noch keine Verknüpfungen bestehen, sollten die Sinneskanäle separate Informationen liefern, die erst im Laufe der Entwicklung integriert werden. Die meisten Studien, die zu dieser Thematik durchgeführt wurden, beziehen sich auf die Verknüpfung zwischen **auditiver und visueller Information** sowie zwischen **haptischer und visueller Information.**

© Der/die Autor(en), exklusiv lizenziert durch Springer-Verlag GmbH, DE, ein Teil von Springer Nature 2021
A. Lohaus, *Kindliche Kompetenzen*, https://doi.org/10.1007/978-3-662-63051-8_11

Was können Sie beobachten?

Schon in den ersten Lebensmonaten lässt sich bei Säuglingen die Kompetenz zur **intermodalen Wahrnehmung** nachweisen. Dies lässt sich gut bei der Verknüpfung von akustischer und visueller Information beobachten. So ließ sich schon in den ersten Stunden nach der Geburt zeigen, dass die Präferenz für das Gesicht der Mutter erhöht wird, wenn Säuglinge nicht nur das Gesicht sehen, sondern auch die Stimme der Mutter hören (Sai 2005). Weiterhin lässt sich schon bei Neugeborenen beobachten, dass sie sich einer Lautquelle, die sich links oder rechts hinter ihnen befindet, durch Kopfdrehung zuwenden, wobei die Genauigkeit, mit der die Zuwendungsreaktion erfolgt, allerdings mit dem Alter ansteigt (Morrongiello 1994). Dies zeigt, dass Säuglinge bereits in diesem frühen Entwicklungsstadium **nach dem auditiven Impuls ein visuelles Ereignis erwarten.**

Weiterhin erwarten Säuglinge schon in den ersten Lebensmonaten, dass die **Stimme synchron zum Gesichtsausdruck** ist, und sie reagieren irritiert, wenn die Stimme beispielsweise asynchron zeitlich versetzt dem Bild folgt (Walker 1982). Dies wird im Übrigen auch von Erwachsenen häufig als unangenehm erlebt, wie man beispielsweise leicht erkennen kann, wenn man schlecht synchronisierte Filme sieht oder wenn die Tonspur etwas zeitlich versetzt zum Bild präsentiert wird.

Auch einzelne gesprochene Laute (wie ein „a" oder ein „i") können schon in einem Alter von vier Monaten durch eine entsprechende **Blickpräferenz** korrespondierenden **Gesichtsausdrücken** zugeordnet werden (Kuhl und Meltzoff 1984). Offenbar werden Laute bzw. Lautkombinationen darüber hinaus auch mit spezifischen **visuellen Formen** in Verbindung gebracht. So wird die Lautkombination „Bubu" eher mit einer kurvigen Form und „Kiki" eher mit einer spitzen Form assoziiert, wie sich durch das unterschiedliche Blickverhalten beim Hören der entsprechenden Silben zeigen lässt (Ozturk et al. 2013).

Schon mit vier Monaten schauen Säuglinge bei zwei parallel gezeigten Filmen auf den Film, zu dem die Tonspur, die sie ebenfalls hören, passt (Spelke 1976). Ein Film zeigte eine Frau, die wiederholt ihr Gesicht mit den Händen verdeckt und dann die Hände wegnimmt und „guck-guck" sagt. In dem anderen Film schlug eine Hand, die einen Holzstab hielt, wiederholt und rhythmisch auf einen Holzklotz und eine Trommel. Die Filme wurden abwechselnd mit beiden Tonspuren gezeigt und der Blick der Säuglinge war vorrangig auf das Filmereignis gerichtet, das der jeweiligen Tonspur entsprach.

Sieben Monate alten Säuglingen gelingt es auch, eine positive Stimmlage („glücklich") und eine negative Stimmlage („ärgerlich"), die in einem gesprochenen Text zum Ausdruck kommt, dem entsprechenden Gesichtsausdruck zuzuordnen, indem sie das Gesicht verstärkt anschauen, das der auditiven Information entspricht (Bahrick et al. 1998).

Gut untersucht sind weiterhin intermodale Verbindungen zwischen dem **Tastsinn (haptische Information) und der visuellen Wahrnehmung.** So konnten beispielsweise schon einen Monat alte Säuglinge einen Schnuller, an dem sie zuvor gesaugt hatten und den sie dabei nicht sehen konnten, visuell durch ihr Blickverhalten identifizieren. Dazu gab es zwei mögliche Schnuller, deren Saugfläche entweder glatt oder leicht genoppt war, wobei sie an einem der beiden Schnuller saugten. Danach wurden ihnen beide Schnuller gezeigt und anhand ihres Blickverhaltens zeigten die Säuglinge, dass sie den bekannten Schnuller identifizieren konnten. Ähnliches gelang vier Monate alten Säuglingen, die mit zwei Ringen spielen durften, die entweder fest (mit einer Verbindungsstange) oder variabel (mit einer Schnur) verbunden waren. Sie konnten das jeweilige Ringepaar zunächst nicht sehen, indem sie unter einer Decke damit spielten. Danach wurden ihnen beide Ringepaare gezeigt und durch ihr Blickverhalten zeigte sich auch hier, dass sie das Ringepaar wiedererkannten, mit dem sie zuvor gespielt hatten (s. zusammenfassend Lohaus und Vierhaus 2019).

Die dargestellten Experimente geben **Anregungen,** wie man die Verbindung von Informationen aus unterschiedlichen Sinnesmodalitäten (sehen, hören, tasten etc.) im Säuglingsalter beobachten kann. Man kann einzelne dieser Experimente nachstellen, um zu schauen, wie das eigene Kind dabei reagiert.

Was folgt daraus?

Insgesamt kann man aus diesen Ergebnissen die Schlussfolgerung ziehen, dass Säuglinge schon in den ersten Lebenswochen beginnen, **Assoziationen zwischen verschiedenen Sinneseindrücken** zu bilden. Man kann dies im Alltag nutzen, weil sich gezeigt hat, dass Säuglinge sogar eine **Präferenz für Eindrücke** entwickeln, die sie simultan über mehrere Sinneskanäle empfangen. Dies zeigte beispielsweise die oben erwähnte Studie, bei der sich die Präferenz für das Gesicht der Mutter verstärkte, wenn gleichzeitig die Stimme zu hören war. Es ist davon auszugehen, dass sich viele Assoziationen erst **im Laufe der Entwicklung ausbilden,** indem zunehmend **Erfahrungen** mit dem gemeinsamen Auftreten von Merkmalen bei Objekten oder Personen gewonnen werden. So ließ sich beispielsweise bei fünf Monate alten Säuglingen, denen auf zwei Bildschirmen entweder ein sich näherndes oder ein sich entfernendes Fahrzeug präsentiert wurde, zeigen, dass sie bei einem lauter bzw. leiser werden Fahrgeräusch überzufällig häufig auf das jeweils passende Fahrzeug schauten. Hier dürfte beispielsweise die bereits vorhandene Erfahrung mit Verkehrslärm eine Rolle spielen, die diese Assoziationsbildung erklären kann. **Angeboren** dürfte jedoch die **starke Bereitschaft zur Assoziationsbildung zwischen Sinneseindrücken** vom Beginn der Entwicklung an sein (→ Assoziationslernen).

Literatur

Bahrick, L. E., Netto, D., & Hernandez-Reif, M. (1998). Intermodal perception of adult and child faces and voices by infants. *Child Development, 69,* 1263–1275.

Kuhl, P.K. & Meltzoff, A.N. (1984). The intermodal representation of speech in infants. *Infant Behavior and Development, 7,* 361-381.

Lohaus, A. & Vierhaus, M. (2019). *Entwicklungspsychologie des Kindes- und Jugendalters* (4. überarbeitete und erweiterte Auflage). Heidelberg: Springer.

Morrongiello, B.A. (1994). Effects of colocation on auditory-visual interactions and cross-modal perceptions in infants. In D.J. Lewkowicz & R. Lickliter (eds.), *The development of intersensory perception* (pp. 235-263). Hillsdale, NJ: Lawrence Erlbaum.

Ozturk, O., Krehm, M. & Vouloumanos, A. (2013). Sound symbolism in infancy: Evidence for sound-shape cross-modal correspondences in 4-month-olds. *Journal of Experimental Child Psychology, 114,* 173-186.

Sai, F. Z. (2005). The role of the mother's voice in developing mother's face preference: Evidence for intermodal perception at birth. *Infant and Child Development, 14,* 29-50.

Spelke, E. (1976). Infants' intermodal perception of events. *Cognitive Psychology, 8,* 553-560.

Walker, A. S. (1982). Intermodal perception of expressive behaviors by human infants. *Journal of Experimental Child Psychology, 33,* 514–535.

12

Lächeln

Hintergrund

Zu den wichtigsten **positiven Signalen,** die Säuglinge an den Tag legen
können, gehört das Lächeln.

> **Lächeln** tritt bei einem Säugling häufig schon in den ersten Lebenswochen erst-
> mals auf und trägt dazu bei, die Bindung der Bezugspersonen an das Kind zu
> unterstützen.

Typischerweise freuen sich die Eltern, dass ihr Kind sie anlächelt, und dies
trägt dazu bei, dass positive Gefühle für das Kind entstehen. Weil Kinder am
Anfang ihrer Entwicklung extrem hilflos und auf Unterstützung angewiesen
sind, ist es **evolutionsbiologisch sinnvoll,** dass Säuglinge schon früh die
Fähigkeit, ein Lächeln zu zeigen, an den Tag legen, weil die Bezugspersonen
typischerweise mit positiven Emotionen darauf reagieren. Das Lächeln
ist am Anfang der Entwicklung noch **reflektorisch** und nicht willentlich gesteuert (→ Imitation). Erst im Laufe der weiteren Entwicklung tritt
es gezielt auf und gilt spezifisch seinen Bezugspersonen (Hédervári-Heller
2012).

Was können Sie beobachten?

Bereits im ersten Lebensmonat lässt sich ein **reflektorisches Lächeln**
beobachten, das sich jedoch auch durch nicht-soziale Objekte auslösen lässt
und damit nicht spezifisch auf Sozialkontakte bezogen ist. Dieses Lächeln

lässt sich gelegentlich auch im Schlaf von Säuglingen beobachten (→ Schlaf).

Im Alter von etwa 6 bis 10 Wochen lassen sich Anfänge eines **sozialen Lächelns** beobachten (White und Marks 1995), das gezielt in der Interaktion mit Bezugspersonen auftritt und nicht selten auch durch vertraute Interaktionsmuster oder angenehme Körperberührungen (z. B. Streicheln) ausgelöst werden kann. Häufig tritt das Lächeln auch im Kontext von Blickkontakt mit der Bezugsperson auf. Spätestens jetzt lässt sich auch beobachten, dass Säuglinge ein **menschliches Gesicht** vor anderen Objekten präferieren, weil sie ein Gesicht länger betrachten und ein Lächeln bevorzugt bei einem Gesicht zeigen. So lässt sich beispielsweise beobachten, dass Säuglinge die Abbildung eines Gesichtes länger anschauen als die Abbildung eines Gegenstandes, wenn man beides in ihr Gesichtsfeld hält. Da bekannt ist, dass Säuglinge symmetrische vor nicht-symmetrischen Objekten präferieren, könnte diese Bevorzugung theoretisch dadurch zustande kommen, dass Gesichter symmetrisch angeordnet sind, während dies bei vielen Objekten nicht der Fall ist. Die Präferenz für Gesichter besteht jedoch auch, wenn das gezeigte Objekt ebenfalls symmetrisch ist und vom Aufbau her ähnlich komplex ist wie ein menschliches Gesicht.

Anders als das reflektorische Lächeln ist das soziale Lächeln dementsprechend **ausdrücklich an die menschliche Umgebung** gerichtet und wird typischerweise vor allem durch menschliche Gesichter ausgelöst.

Es ist vielleicht noch interessant zu erwähnen, dass Lächelreaktionen in sozialen Interaktionen auch von **blind geborenen Säuglingen** (und auch in allen Kulturen) gezeigt werden. Es handelt sich hier also offenbar um angeborene **Verhaltensuniversalie,** wobei dies die Annahme einer evolutionären Basis des frühkindlichen Lächelns unterstreicht.

Das soziale Lächeln richtet sich im weiteren Entwicklungsverlauf zunehmend an **vertraute Personen.** Die Kinder lächeln deutlich häufiger im Umgang mit Menschen, die sie bereits kennen, und weniger bei fremden Personen. Die Säuglinge unterscheiden nun also zwischen **vertraut und fremd.** Sie zeigen damit, dass sie ihre soziale Umgebung im Gedächtnis repräsentiert haben und sich in dieser Umgebung sicher fühlen. Dies bildet die Basis für positive Emotionen, die sie mit ihrem Lächeln zum Ausdruck bringen. Je fremder und unvertrauter ein Gesicht dem Säugling erscheint, desto weniger ist daher mit einer Lächelreaktion zu rechnen. Häufig kommt es sogar zu negativen Reaktionen (bis hin zum Weinen), die der Lächelreaktion geradezu entgegengesetzt sind (→ Fremdeln).

Lächeln ist ein **Signal für Wohlbefinden,** das grundsätzlich mit der Emotion „Freude" im Zusammenhang steht (Pauen et al. 2012). Freude können auch Säuglinge nicht nur in Interaktion mit ihren Bezugspersonen erleben (durch Anlächeln, Körperkontakt etc.), sondern auch, wenn es andere Anlässe zum Empfinden von Freude gibt. So freuen sich Säuglinge auch, **wenn ihnen etwas gelingt,** und sie damit erkennen können, dass sie mit ihrem Handeln etwas erreichen können. Beispielsweise freuen sich Säuglinge, wenn sie mit einer Rassel ein Rasselgeräusch hervorbringen können oder wenn sie bei einem Spieltrapez die daran befestigten Figuren in Bewegung setzen können. Häufig werden also auch Spielaktivitäten, die mit erwünschten Effekten einhergehen, mit einem Lächeln quittiert (Lohaus und Vierhaus 2019).

Was folgt daraus?
Da Lächeln ein Signal für Wohlbefinden ist, kann aus einem Lächeln grundsätzlich die Schlussfolgerung gezogen werden, dass sich der Säugling aktuell wohl fühlt. Ein Säugling verfügt noch nicht über die Fähigkeit, sich zu verstellen, und beispielsweise zu lächeln, obwohl es ihm nicht gut geht. Aus dem Emotionsausdruck eines Kindes kann man in diesem Altersbereich **unmittelbar auf sein emotionales Erleben zurückschließen.**

Wenn Bezugspersonen das Lächeln nicht nur als Signal für Wohlbefinden, sondern auch für **Interaktionsbereitschaft** interpretieren, sind damit gleichzeitig wichtige Weichen für die weitere Interaktion gestellt. Durch Zurücklächeln und die Aufnahme von Blickkontakt (→ Blickkontakt) wird die positive Gefühlslage des Kindes weiter unterstützt und aufrechterhalten. Tatsächlich lässt sich zeigen, dass Lächeln und Blickkontakt die **Emotionsregulation des Kindes unterstützen** und die Wahrscheinlichkeit eines Übergangs in Quengeln oder Weinen reduzieren.

Es ist jedoch auch wichtig zu wissen, dass es auch frühkindlich schon viele **Verhaltensunterschiede zwischen Säuglingen** gibt und dass auch die Bereitschaft, sich lächelnd anderen Menschen zuzuwenden, nicht bei allen Säuglingen gleich ausgeprägt ist. Hier können sicherlich auch **frühkindliche Temperamentsunterschiede** eine Rolle spielen, die die Bezugspersonen akzeptieren sollten. Verhaltensäußerungen eines Kindes sollten über weite Strecken spontan erfolgen können und sollten jedenfalls nicht erzwungen werden.

Literatur

Hédervári-Heller, É. (2012). Bindung und Bindungsstörungen. In M. Cierpka (Hrsg.), *Frühe Kindheit 0–3* (S. 57–67). Heidelberg: Springer.

Lohaus, A. & Vierhaus, M. (2019). *Entwicklungspsychologie des Kindes- und Jugend-alters* (4. überarbeitete und erweiterte Auflage). Heidelberg: Springer.

Pauen, S., Frey, B. & Ganser, L. (2012). Entwicklungspsychologie in den ersten drei Lebensjahren. In M. Cierpka (Hrsg.), *Frühe Kindheit 0–3* (S. 21-37). Heidelberg: Springer.

White, B.L. & Marks, B. (1995). *The first three years of life* (revised and updated edition). New York: Prentice-Hall.

13

Lautäußerungen

Hintergrund

Bereits von der Geburt an finden sich vielfältige Lautäußerungen im Säuglingsalter, die gleichzeitig wichtige Signale für das kindliche Befinden sein können.

> Als **kindliche Vokalisationen** im Säuglingsalter können alle Lautäußerungen eines Kindes zusammengefasst werden. Dazu gehören unter anderem Brabbeln, Lallen, Weinen, Quengeln oder Lachen.

Nach Kuhl und Meltzoff (1996) lassen sich im Wesentlichen **fünf Phasen der stimmlichen Entwicklung** unterscheiden. In den **ersten zwei Lebensmonaten** stehen reflektorische Vokalisationen im Vordergrund (wie Husten, Niesen oder Weinen, die als Folge bestimmter Auslösebedingungen auftreten, beispielsweise als Folge eines Hustenreizes oder zur Befriedigung eines Bedürfnisses). Im Alter von **einem bis vier Monaten** folgt eine Phase, in der Säuglinge erste gezielte (häufig vokalähnliche) Laute produzieren. Diese Phase dehnt sich im Alter von **drei bis acht Monaten** weiter aus, indem nun zunehmend klar erkennbar Vokale und auch erste Konsonant-Vokal-Kombinationen gebildet werden können. Es kommt zunehmend häufiger zu brabbelnden Lautäußerungen. Der Säugling beginnt auch, sprachliche Laute nachzuahmen. Im Alter von **fünf bis zehn Monaten** finden sich häufig plappernde Vokalisationen, die nun auch zunehmend Silben mit Konsonant-Vokal-Kombinationen und Silbenverdopplungen

A. Lohaus, *Kindliche Kompetenzen*, https://doi.org/10.1007/978-3-662-63051-8_13

enthalten (wie „baba", „dada" oder „mama"). Im Alter von **zehn bis 18 Monaten** erfolgt dann ein allmählicher Übergang in die Bildung von Lautkombinationen, die von der sozialen Umgebung als erste Worte verstanden werden. Die Kinder sprechen dabei nicht selten auch Worte nach, ohne ihre Bedeutung zu kennen. Dies dient vermutlich dem Zweck, die eigenen sprachlichen Ausdruckfähigkeiten zu trainieren.

Für die Entwicklungsveränderungen bei den Lautäußerungen sind vor allem **zwei Prozesse verantwortlich: Anatomische Veränderungen** und **stimmliches Lernen** (Kuhl und Meltzoff 1996). Der Stimmtrakt des Säuglings unterscheidet sich zunächst stark von dem eines Erwachsenen. Der Kehlkopf ist im Verhältnis zu Erwachsenen angehoben, der Rachenraum ist vergleichsweise kurz und die Zunge kann noch nicht vollständig kontrolliert werden (Klann-Delius 2016). Erst mit der Umstrukturierung des Vokaltrakts, die im Laufe der ersten sechs Lebensmonate erfolgt, kann die Artikulationsfähigkeit des Säuglings deutlich zunehmen. Damit einhergehend kommt es geradezu zu einer **neuen Entwicklungsstufe** hinsichtlich der Vokalisationsmöglichkeiten. Gleichzeitig ermöglicht dies auch zunehmend die Nachahmung von gehörten Vokalisationen und das Experimentieren mit Lautäußerungen, sodass verstärkt auch der zweite Entwicklungsprozess (das stimmliche Lernen) ins Spiel kommt (→ Erste Worte).

Was können Sie beobachten?
Vor allem im Alter von etwa **fünf bis sechs Monaten** ist häufig eine **deutlich erweiterte Vielfalt bei den Lauten,** die von Säuglingen produziert werden können, zu beobachten. Die Brabbeläußerungen, die in diesem Alter häufig zu hören sind, kommen nach Rohlfing (2019) auch dann zustande, wenn die Kinder allein sind. Dies wird so interpretiert, dass es sich hier im Wesentlichen um Vokalisationen handelt, die dem Experimentieren mit den veränderten Möglichkeiten durch die Umstrukturierung des Vokaltrakts handelt. Auch wenn hier also der **Monologcharakter der Sprachäußerungen** überwiegt, können diese Entwicklungsveränderungen als ein **wichtiger Meilenstein in der Sprachentwicklung** verstanden werden, der für Bezugspersonen auch unmittelbar in den kindlichen Sprachäußerungen erkennbar ist.

Es ist vielleicht interessant zu erwähnen, dass die Brabbeläußerungen von Säuglingen in einem Alter von etwa sechs Monaten sich in **unterschiedlichen Sprachkontexten** unterscheiden. Das Brabbeln passt sich in Hinsicht auf die Prosodie und die Häufigkeit der verwendeten Laute allmählich der Zielsprache in der sozialen Umgebung an. So lassen sich beispielsweise deutsche und französische Säuglinge häufig schon im Alter von sechs bis acht Monaten **anhand ihres Brabbelns unterscheiden** (Höhle 2012). Das Repertoire an Sprachäußerungen richtet sich dabei im Hinblick auf Prosodie und verwendetes Lautpotential zunehmend nach der Sprache der sozialen Umgebung.

Während die kindlichen Vokalisationen am Anfang der Entwicklung noch teilweise eine monologische Struktur aufweisen, nimmt der **Anteil der dialogischen Sprachäußerungen** später deutlich zu. Häufig werden Vokalisationen, vor allem wenn sie Sprachelementen (wie Silben) entsprechen, von den Bezugspersonen wieder aufgegriffen. Umgekehrt imitieren Kinder die Sprachlaute, die sie hören. Die Laute, Silbenketten oder Wortvorläufer werden dem Kind oft mit einer minimalen Veränderung erneut wieder vorgesprochen, um so das kindliche Lernen zu unterstützen. Dadurch werden nicht nur Sprachelemente gelernt, sondern auch die **dialogische Struktur von Sprachäußerungen** wird dem Kind vermittelt.

Ein weiterer wichtiger Meilenstein ist die kindliche Produktion erster erkennbarer Worte (→ Erste Worte). Dies wird von den Bezugspersonen häufig mit großer Freude aufgenommen, weil damit ein weiterer wichtiger Schritt zum weiteren **Ausbau der Kommunikation** mit dem Kind erfolgt ist. Dieser **Meilenstein** wird häufig gegen Ende des ersten Lebensjahres erreicht.

Gerade die **Entwicklungsveränderungen bei der Vokalisation** lassen sich **sehr gut beobachten.** Es bietet sich beispielsweise an, in gewissen Zeitabständen (z. B. alle zwei Wochen) **Tonaufnahmen von kindlichen Vokalisationen** zu erstellen (z. B. mit einem Smartphone), wenn das Kind sich in einem wachen und aufmerksamen Zustand befindet. Wenn man die Tonaufnahmen später nacheinander hört, wird man gut erkennen können, dass sich die Stimmmodulation allmählich verändert und dass zunehmend silbenartige Vokalisationen auftreten. Es wird auch immer mehr deutlich, dass das Kind schon zu „sprechen" scheint, ohne dass dabei zunächst erkennbare Worte enthalten sind. Dieses Brabbeln bzw. Plappern nimmt weiter zu, bis das Kind die ersten Worte sprechen kann. Danach nimmt es in seiner Häufigkeit rapide ab, weil das Kind nun effektivere Möglichkeiten hat, etwas mitzuteilen.

Was folgt daraus?
Um die Sprachentwicklung zu unterstützen, braucht ein Säugling von Beginn an **sprachlichen Input.** Das Kind hört die **Sprachmelodie** und die **Sprachlaute** seiner sozialen Umgebung und dadurch ein Modell für das eigene Sprachverständnis und auch für den Sprachausdruck. Wichtig ist

dabei eine **kindgerechte Sprache,** die die Lernfähigkeiten des Säuglings in besonderem Maße unterstützt (→ Hören).

Erwähnenswert ist, dass einige Studien darauf hinweisen, dass ein **geringes Ausmaß des kindlichen Brabbelns und Lallens** mit einem **verspäteten Beginn des Sprechens** einhergehen kann. Möglicherweise können Säuglinge, die bereits früh umfangreiche Vokalisationsumfänge aufweisen, in stärkerem Maße mit ihrer Umwelt in Interaktion treten, so dass sie dadurch bereits früh **mehr Förderung** erhalten (Rohlfing 2019). Dies würde darauf hinweisen, dass Bezugspersonen gerade auch bei Kindern, die wenig vokalisieren, hohen Wert darauf legen müssten, durch eigene sprachliche Interaktionen die Sprachentwicklung dieser Kinder zu fördern.

Literatur

Höhle, B. (2012). Wie kommt das Kind zur Sprache. In B. Höhle (Hrsg.), *Psycholinguistik* (S. 125-139). Berlin: Akademie Verlag.

Klann-Delius, G. (2016). *Spracherwerb*. Stuttgart: J.B. Metzler.

Kuhl, P.K. & Meltzoff, A.N. (1996). Infant vocalizations in response to speech: Vocal imitation and developmental change. *Journal of the Acoustical Society of America, 100*, 2425-2438.

Rohlfing, K.J. (2019). *Frühe Sprachentwicklung*. Tübingen: Narr Francke Attempto Verlag.

14

Motorik

Hintergrund

Säuglinge sind mit einer Vielzahl an Entwicklungsvorgängen gleichzeitig konfrontiert. Ein wichtiger Entwicklungsbereich bezieht sich dabei auf die Motorik.

Motorikentwicklung bezieht sich auf die Fähigkeit, sich koordiniert und gezielt bewegen zu können. Unterschieden wird dabei häufig weiterhin zwischen Grobmotorik (Bewegung größerer Muskelgruppen bis hin zum gesamten Körper) und Feinmotorik (Bewegung einzelner Muskelgruppen wie Hand, Finger, Mimik etc.).

Am Anfang der Motorikentwicklung stehen die **angeborenen Reflexe,** die zunächst weitgehend automatisiert ablaufen (→ Reflexe). Erst allmählich sind dann **gezielte Bewegungen** möglich. Dies lässt sich am Beispiel der **Greifbewegung** gut verdeutlichen. Wenn die Handinnenfläche eines Säuglings mit einem Gegenstand berührt wird, greift der Säugling reflexhaft zu. Es fällt ihm aber zunächst schwer, wieder loszulassen. Er kann zwar zugreifen, kann die Hand aber noch nicht gezielt und gewollt wieder öffnen. Dies unterstreicht, dass hier Reflexe am Werk sind, dass aber eine bewusste Steuerung der Motorik noch nicht erfolgt. Ein **gezieltes Greifen nach Gegenständen** in der Nähe des Säuglings ist mit etwa vier bis fünf Monaten zu beobachten und ein **Wechsel eines Gegenstandes von einer Hand in die andere** mit etwa einem halben Jahr. Wenn eine bewusste Steuerung der Bewegung möglich ist, verfeinert sich allmählich auch die Greifbewegung.

© Der/die Autor(en), exklusiv lizenziert durch Springer-Verlag GmbH, DE, ein Teil von Springer Nature 2021
A. Lohaus, *Kindliche Kompetenzen,* https://doi.org/10.1007/978-3-662-63051-8_14

Mit etwa sieben bis acht Monaten kann der Säugling Gegenstände mit dem **Scherengriff** (bzw. Daumen-Finger-Griff) greifen, was bedeutet, dass ein Gegenstand mit Daumen und Zeigefinger gefasst werden kann. Dieser Bewegungsablauf wird in einem Alter von neun bis zwölf Monaten noch weiter verfeinert, indem nun auch kleine Objekte (wie beispielsweise Krümel) zwischen den Fingerspitzen von Daumen und Zeigefinger gegriffen und gehalten werden können (**Pinzettengriff**).

Die zunehmende Kontrollierbarkeit und Verfeinerung der Bewegungsabläufe zeigt sich nicht nur bei der **Feinmotorik,** sondern auch bei der **Grobmotorik.** Der Säugling verbringt die ersten beiden Lebensmonate noch weitgehend liegend und die Bewegungen der Arme und Beine erfolgen zu diesem Zeitpunkt noch wenig bewusst gesteuert und koordiniert. Mit etwa einem bis zwei Monaten ist ein **Heben des Kopfes** beobachtbar, wobei dies schon eine gezielte Koordination der entsprechenden Muskulatur erfordert. Es folgen als weitere Entwicklungsschritte das **Sitzen** (mit und ohne Hilfe), das **Krabbeln,** das **Stehen** (mit und ohne Hilfe) und schließlich die ersten **Gehversuche** ($\rightarrow$ Laufen) (Pinquart et al. 2018).

Die Entwicklungsveränderungen bei der Motorik hängen unter anderem mit der **Myelinisierung der Nervenbahnen** zusammen. Um die Nervenbahnen herum entstehen zunehmend Myelinschichten, die die Reizweiterleitung beschleunigen. Erst wenn die Myelinschichten entsprechend gebildet sind, ist ein schneller Informationsaustausch zwischen dem zentralen Gehirn und den peripheren Organen möglich, der benötigt wird, um einerseits einen Impuls schnell an eine Muskelgruppe zu übertragen und andererseits auch die erzielten Wirkungen an das Gehirn zurückzumelden. Erst dadurch ist eine schnelle und gezielte Motoriksteuerung möglich. Die **Entwicklung der Myelinschichten** erfolgt zunächst in **gehirnnahen Körperteilen** und setzt sich dann in die **Peripherie** fort. Daher ist eine gezielte Kopfbewegung (gehirnnah) vor einer gezielten Bewegung der einzelnen Finger (gehirnfern) möglich.

Es ist erwähnenswert, dass es bei der Motorikentwicklung teilweise recht deutliche **Kulturunterschiede** gibt. In einer Studie, bei der die Entwicklung von Kindern in Deutschland und einer ländlichen Region von Kamerun verglichen wurde, zeigte sich, dass in einem Alter von sechs Monaten 98.6 % der Kinder in Kamerun bereits ohne Unterstützung sitzen konnten, während dies in Deutschland lediglich 11.7 % der Kinder konnten (Lohaus et al. 2011). Die Entwicklung einer frühen Selbstständigkeit hat in den ländlichen Regionen Kameruns einen hohen Stellenwert und wird dementsprechend besonders gefördert, während in Deutschland eher eine abwartende Haltung dominiert.

Was können Sie beobachten?

Die Motorikentwicklung lässt sich sowohl bei der Fein- als auch bei der Grobmotorik sehr gut beobachten. Bei der Feinmotorik lassen sich die oben beschriebenen Entwicklungsschritte vom **Greifreflex** bis zur Nutzung des **Pinzettengriffs** im ersten Lebensjahr beobachten. In aller Regel lassen sich dabei relativ eindeutig bestimmte Entwicklungssequenzen erkennen. Die Entwicklung startet mit Reflexen und weitgehend unkoordinierten Bewegungen und setzt sich dann im Sinne der Myelinisierung zu den peripheren Muskelgruppen fort.

Bei der Grobmotorik lässt sich allerdings beobachten, dass die **Entwicklungsreihenfolge nicht immer gleich** sein muss. So ist die typische Entwicklungssequenz, dass ein Kind zunächst zu **krabbeln** beginnt, bevor es dann etwas später zunächst mit Hilfe und dann selbstständig laufen kann. In den letzten Jahren und Jahrzehnten ist jedoch zunehmend häufiger zu beobachten, dass Kinder die **Phase des Krabbelns komplett überspringen** und ohne zuvor zu krabbeln mit dem Laufen beginnen. Diese Veränderung wird mit **Kampagnen zur Verhinderung des plötzlichen Säuglingstods** in Verbindung gebracht, weil dort empfohlen wird, Kinder **nicht in einer Bauchlage** schlafen zu legen. Aus der Bauchlage ist es jedoch leichter, in eine Krabbelposition zu gelangen, als dies bei einer Rücken- oder Seitenlage der Fall ist (Siegler et al. 2016). Gleichzeitig gibt es keine Hinweise, dass das Überspringen der Krabbelphase nachteilige Effekte für die weitere Motorikentwicklung eines Kindes hat, sodass es in jedem Fall empfehlenswert ist, einen Säugling in Rückenlage schlafen zu lassen, um dadurch das Risiko eines plötzlichen Säuglingstods zu reduzieren.

Gerade bei der Motorikentwicklung bietet es sich an, die Beobachtungen in einem **Tagebuch** zu dokumentieren. Auch **Foto- oder Videodokumentationen** lassen sich gut anfertigen, um einen guten Überblick über die kindlichen Entwicklungsfortschritte zu erhalten. Man kann die einzelnen Meilensteine der Motorikentwicklung (z. B. die ersten eigenständigen Schritte) weiterhin mit den Angaben vergleichen, in denen sie typischerweise erreicht werden, sollte dabei aber bedenken, dass häufig nur die **Mittelwerte** angegeben werden. Tatsächlich gibt es jedoch jeweils eine **große Streuung,** was auf deutliche individuelle Unterschiede bei der Motorikentwicklung hindeutet. So weist Malina (2004) darauf hin, dass etwa 10 % der Kinder vor einem Alter von 11 Monaten allein laufen können und weitere 10 % erst nach einem Alter von 16 Monaten. Die mittleren **Angaben zur Motorikentwicklung können also sehr irreführend** sein, weil es sehr große individuelle Unterschiede gibt.

Was folgt daraus?

Die großen individuellen Unterschiede bei der Motorikentwicklung weisen darauf hin, dass es in der Regel **keinen Anlass zur Besorgnis** gibt, wenn ein Kind bei der Motorikentwicklung hinterherhinkt. Hinzu kommt, dass die Motorikentwicklung wenig bis keine Zusammenhänge zu den Entwicklungsveränderungen in anderen Bereichen (wie Sprache oder Intelligenz) aufweist. Es ist also in der Regel nicht zu erwarten, dass ein Kind mit einer verzögerten Motorikentwicklung auch in anderen Bereichen Entwicklungsdefizite zeigt. Ausnahmen finden sich lediglich bei **Behinderungen,** wenn sich diese sowohl körperlich als auch mental auswirken.

Der Vergleich der Entwicklungsfortschritte in Kamerun und Deutschland weist darauf hin, dass sich die **Motorikentwicklung in Grenzen fördern lässt.** Dass hier Grenzen existieren, lässt sich daraus schließen, dass die Myelinisierung und auch die Muskelkraft soweit entwickelt sein müssen, dass gezielte und koordinierte Bewegungsabläufe möglich sind. Es finden in den ersten Lebensmonaten also auch **körperliche Reifungsprozesse** statt, die erst die Voraussetzung für einige Motorikentwicklungen schaffen. Dadurch ist eine Förderung also nur in gewissem Maße möglich.

Es ist vielleicht auch wichtig zu erwähnen, dass es sich bei der Studie zum Vergleich der Motorikleistungen in Kamerun und Deutschland um eine Längsschnittstudie handelte, bei der die Motorikentwicklung derselben Kinder **auch im Alter von neun und 40 Monaten** untersucht wurde. Hier zeigte sich, dass die ursprünglich sehr deutlichen Entwicklungsvorsprünge der kamerunischen Säuglinge schon im Alter von neun Monaten nahezu und im Alter von 40 Monaten **vollständig verschwunden waren** (Lohaus et al. 2014). Eine frühe Motorikförderung kann zwar zunächst einen gewissen Erfolg bringen, Entwicklungsunterschiede werden aber in der Regel später auch **ohne spezifische Förderung wieder ausgeglichen.** Anders ist dies sicherlich, wenn sehr deutliche Defizite erkennbar werden, die eine **gezielte Frühförderung im Bereich Motorik** erforderlich machen.

Literatur

Lohaus, A., Keller, H., Lamm, B., Teubert, M., Fassbender, I., Freitag, C., Goertz, C., Graf, F., Kolling, T., Spangler, S., Vierhaus, M., Knopf, M. & Schwarzer, G. (2011). Infant development in two cultural contexts: The case of Cameroonian Nso farmer and German middle class infants. *Journal of Reproductive and Infant Psychology, 29*, 148-161.

Lohaus, A., Lamm, B., Keller, H., Teubert, M., Fassbender, I., Glüer, M. Borchert, S., Vöhringer, I., Teiser, J., Freitag, C., Suhrke, J., Knopf, M. & Schwarzer, G. (2014). Gross and fine motor differences between Cameroonian and German children aged 3 to 40 months: Results of a cross-cultural longitudinal study. *Journal of Cross-Cultural Psychology, 45,* 1328-1341.

Malina, R.M. (2004). Motor development during infancy and early childhood: Overview and suggested directions for research. *International Journal of Sport and Health Science, 2,* 50-66.

Pinquart, M., Schwarzer, G. & Zimmermann, P. (2018). *Entwicklungspsychologie – Kindes- und Jugendalter.* Göttingen: Hogrefe.

Siegler, R., Eisenberg, N., DeLoache, J. & Saffran, J. (2016). *Entwicklungspsychologie im Kindes- und Jugendalter.* Heidelberg: Springer.

15

Objektpermanenz

Hintergrund

Für Erwachsene ist es selbstverständlich, dass Objekte (wie ein Fahrrad, ein Tisch oder eine vertraute Person) auch dann noch existieren, wenn man sie gerade nicht sieht. Aber gilt dies auch für Säuglinge? Möglicherweise besteht die Welt für einen Säugling nur aus dem, was er gerade sieht, und Objekte sind verschwunden, wenn er sie nicht mehr sieht. Ein Säugling muss zunächst ein Gedächtnis für Gegenstände entwickeln, bevor er sie in seinem Gehirn repräsentieren kann. Erst allmählich, wenn er bestimmte Objekte immer wieder sieht, entsteht eine Repräsentation für das, was in seiner Umgebung stabil ist und was sich vielleicht auch ändert.

> Die Erkenntnis, dass Objekte oder auch Personen weiter existieren, auch wenn man sie gerade nicht sieht, wird auch als **Objektpermanenz** bezeichnet (Lohaus und Vierhaus 2019).

Die Erkenntnis, dass viele Umgebungsbestandteile beständig sind, ist eine sehr zentrale Erkenntnis. Erst wenn beispielsweise die Personen, die den Säugling umgeben, als beständig erlebt werden, ergibt es einen Sinn, zu diesen Personen eine **emotionale Bindung** aufzubauen (→ Bindung). Eine als beständig erlebte Objektwelt ermöglicht weiterhin in zunehmendem Maße eine **Orientierung** in einer Umgebung, die dem Säugling zunächst vollkommen neu und unstrukturiert erscheinen muss. Für einen Säugling, der nicht über Objektpermanenz verfügt, sind Gegenstände oder Personen dagegen verschwunden, sobald sie sich aus dem Blickfeld entfernen.

A. Lohaus, *Kindliche Kompetenzen*, https://doi.org/10.1007/978-3-662-63051-8_15

Was können Sie beobachten?

Schon von Piaget stammt die Beobachtung, dass Säuglinge in den ersten Lebensmonaten keinerlei Suchbewegungen zeigen, wenn man einen attraktiven Gegenstand, an dem sie eigentlich interessiert sind, vor ihren Augen versteckt (Piaget 1974). Dies lässt sich beispielsweise bei einem Kind unterhalb von drei bis vier Monaten beobachten, wenn man dem Kind zunächst ein Stofftier zeigt und danach eine Decke über das Stofftier legt. Typischerweise sucht das Kind nicht weiter danach. Für das Kind scheint das Stofftier verschwunden zu sein.

Mit etwa vier bis acht Monaten lassen sich unter diesen Umständen erste Suchbewegungen beobachten, was darauf hinweist, dass nun eine **erste Vorstellung** von der Weiterexistenz der Objekte besteht. Wenn man die Zeit zwischen dem Verstecken des Objekts und dem Moment, von dem ab das Kind suchen darf, variiert, zeigt sich, dass sechs Monate alte Kinder nur dann suchen, wenn sie sofort danach greifen dürfen. Bei sieben Monate alten Kindern dürfen zwei Sekunden und bei acht Monate alten Kindern vier Sekunden vergehen (Diamond 1985). Man kann daraus erkennen, dass die **Gedächtnisleistung für die Objektpermanenz eine Rolle spielt:** Das Objekt kann zunehmend länger im Gedächtnis repräsentiert werden.

Im Alter von 8 bis 12 Monaten lässt sich ein weiteres Phänomen beobachten, das im Übergang zur vollständigen Objektpermanenz auftritt: Der **A-Non-B-Suchfehler.** Dazu wird ein Gegenstand (z. B. ein flacher Ring) vor den Augen des Kindes zunächst an einem Ort A unter einem Deckchen versteckt (z. B. auf der linken Seite eines Tisches). Danach hebt man das Deckchen hoch, nimmt den Gegenstand und versteckt ihn vor den Augen des Kindes mit einem zweiten Deckchen an einem Ort B (z. B. auf der rechten Seites des Tisches). Beide Deckchen liegen nun vor dem Kind und das Objekt liegt (wie das Kind ebenfalls eindeutig gesehen hat) am Ort B. Dennoch sucht das Kind aber zuerst am Ort A (obwohl dies einem Erwachsenen vollkommen unlogisch erscheint).

Der A-Non-B-Suchfehler zeigt zunächst grundsätzlich, dass das Kind über Objektpermanenz verfügt, weil es den Gegenstand sucht. Der Fehler besteht jedoch darin, dass es an der falschen Stelle sucht. Es ist denkbar, dass beim ersten Verstecken im Gedächtnis eine **assoziative Verbindung** zwischen Gegenstand und Ort A gebildet wurde und dass das Gehirn noch nicht dazu in der Lage ist, die ursprüngliche Verbindung wieder zu lösen, sodass es dadurch zu dem irrtümlichen Suchen kommt. Es wird vermutet, dass die **Entwicklung des präfrontalen Kortex** bei diesem Entwicklungsschritt eine wichtige Rolle spielt, weil die Suchfehler von Affen mit Läsionen im präfrontalen Kortex ein ähnliches Muster aufweisen, wie sie bei 8 bis 12 Monate alten Kindern gefunden werden (Sodian 2018). Dies ist jedoch nur eine von mehreren Erklärungen, die in diesem Zusammenhang diskutiert werden, wobei die Ursache für dieses Phänomen noch nicht abschließend geklärt ist.

Ab etwa 12 Monaten findet sich ein systematisches Suchen, auch wenn mehrere potenzielle Verstecke, an denen sich ein Gegenstand befinden kann, in Frage kommen. Die Objektpermanenz ist also spätestens **im Alter von einem Jahr vollständig ausgeprägt.**

Was folgt daraus?
Man kann davon ausgehen, dass die Objektpermanenz eine entscheidende Voraussetzung für die **emotionale Bindung an spezifische Personen** ist. Tatsächlich wird davon ausgegangen, dass ein wichtiges Zeitfenster, in dem die emotionale Bindung von Säuglingen an Bezugspersonen stattfindet, in einem Altersbereich von sechs bis acht Monaten liegt (→ Bindung). Dies passt wiederum sehr gut zu den Befunden zur Entstehung der Objektpermanenz, deren Frühphase ebenfalls in diesem Zeitfenster liegt.

Die Annahme, dass Objekte beständig existieren, ist möglicherweise nicht nur eine Voraussetzung für die Bindung an Personen, sondern auch für die Entwicklung der **Symbolfunktion.** Erst wenn Objekte permanent existieren, ergibt es einen Sinn, Symbole zu entwickeln, um sie zu repräsentieren (z. B. durch sprachliche Begriffe). Auch die Fähigkeit, Objekte zu kategorisieren, um sie zusammenzufassen, setzt voraus, dass die Objekte permanent existieren (und nicht zerfallen, wenn sie aus dem Blickfeld verschwinden). Für große Teile nicht nur der sozial-emotionalen Entwicklung, sondern auch der kognitiven Entwicklung ist der Erwerb der Objektpermanenz damit als ein wichtiger Meilenstein anzusehen.

Die gute Nachricht für Eltern ist in diesem Zusammenhang, dass im Regelfall **keine besondere Förderung** vonnöten ist, damit ein Kind eine Objektpermanenz entwickelt. Typischerweise sind hinreichend stabile Elemente im Umfeld eines Säuglings (Personen und Objekte) vorhanden, um diese basale Erkenntnis zu erwerben.

Literatur

Diamond, A. (1985). Development of the Ability to Use Recall to Guide Action, as Indicated by Infants' Performance on AB̅. *Child Development, 56*, 868-883.
Lohaus, A. & Vierhaus, M. (2019). *Entwicklungspsychologie des Kindes- und Jugendalters* (4. überarbeitete und erweiterte Auflage). Heidelberg: Springer.

Piaget, J. (1974). *Der Aufbau der Wirklichkeit beim Kinde.* Stuttgart: Ernst Klett Verlag.

Sodian, B. (2018). Denken. In W. Schneider & U. Lindenberger (Hrsg.), *Entwicklungspsychologie* (S. 395-422). Weinheim: Beltz.

16

Primäre Emotionen

Hintergrund

Bei den primären Emotionen handelt es sich um Gefühle, die praktisch **universell in den verschiedensten Kulturen** auftreten und daher als **biologisch determiniert** gelten.

Zu den primären Emotionen (auch als Basisemotionen bezeichnet) gehören **Angst, Wut, Trauer, Vertrauen, Ekel, Überraschung, Neugierde und Freude.**

Es ist umstritten, ob alle Basisemotionen schon von Geburt an erlebt werden können, weil Säuglinge ihre Emotionen nicht differenziert zum Ausdruck bringen können und anhand des Gefühlsausdrucks (z. B. der Mimik) nicht immer sicher erkennbar ist, welches Gefühl sich tatsächlich dahinter verbirgt. So können sich beispielsweise Angst, Wut und Trauer (und vielleicht auch Ekel) in einem kindlichen Weinen äußern. Der **Rückschluss auf die erlebte Emotion ist jedenfalls sehr schwierig.** Daher wird teilweise auch davon ausgegangen, dass Säuglinge am Anfang der Entwicklung **nur zwischen einer positiven und negativen Erregung** unterscheiden können und dass weitere emotionale Zustände später aus diesen Grunddimensionen entstehen (Siegler et al. 2016).

Dass dabei in zunehmendem Maße auch **sozialisatorische und kulturelle Einflüsse** bedeutsam sind, lässt sich daran erkennen, dass zwar die Fähigkeit zum Angsterleben angeboren sein mag, dass aber Sozialisations- und Kultureinflüsse in entscheidendem Maße prägen,

A. Lohaus, *Kindliche Kompetenzen,* https://doi.org/10.1007/978-3-662-63051-8_16

im Laufe der Entwicklung, wobei es definierte Zeitfenster gibt, in denen sie typischerweise zurückgebildet sein sollten. So ist beispielsweise der Moro-Reflex spätestens mit ca. sechs Monaten nicht mehr nachweisbar. Abweichungen von den definierten Zeitfenstern oder fehlende Reflexe können auf **neurologische Erkrankungen** hinweisen. Daher spielen die Reflexe eines Säuglings auch bei pädiatrischen Untersuchungen im Säuglingsalter eine Rolle (Fleming 2007).

Literatur

Fleming, I. (2007). *Normale Entwicklung des Säuglings und ihre Abweichungen: Früherkennung und Frühbehandlung.* Stuttgart: Thieme.

Lohaus, A. & Vierhaus, M. (2019). *Entwicklungspsychologie des Kindes- und Jugendalters* (4. überarbeitete und erweiterte Auflage). Heidelberg: Springer.

Siegler, R., Eisenberg, N., DeLoache, J. & Saffran, J. (2016). *Entwicklungspsychologie im Kindes- und Jugendalter.* Heidelberg: Springer.

18

Schlaf

Hintergrund

Der Schlafbedarf ist im Säuglingsalter sehr unterschiedlich und die **Schlafdauer** kann bei Säuglingen durchaus zwischen 14 und 20 h betragen, wobei die mittlere Schlafdauer bei etwa 16 h liegt (Jenni und Largo 2015).

> **Schlaf** gehört zu den menschlichen Grundbedürfnissen und gehört daher auch im Säuglingsalter zu den zentralen Bedürfnissen, die zum Wohlbefinden beitragen.

Im Neugeborenenalter gibt es noch **mehrere Wechsel zwischen Wach- und Schlafphasen** über einen 24-h-Tag hinweg, wobei die Schlafzeit während der Nacht bereits etwas größer ist als während des Tages. Dies liegt unter anderem daran, dass es schon vorgeburtlich **Schlaf-Wach-Rhythmen** gibt, die zumindest zum Teil an die Aktivierungszustände der Mutter angepasst sind. Erst über die ersten Lebensmonate hinweg kommt es zunehmend zur Etablierung **von Schlaf-Wach-Rhythmen,** die dem Tag-Nacht-Wechsel folgen. Dieser Anpassungsprozess dauert häufig mehrere Monate und kann auch über die Beendigung des ersten Lebensjahres hinweg andauern. Der Tagschlaf nimmt dann immer weniger Raum ein, wobei jedoch auch viele vierjährige Kinder (vor allem am frühen Nachmittag) noch müde werden und etwas Schlaf benötigen. Für Eltern ist es häufig eine wesentliche Erleichterung, wenn ein Kind durchschläft und dadurch den Schlaf der Eltern nicht mehr unterbricht.

A. Lohaus, *Kindliche Kompetenzen*, https://doi.org/10.1007/978-3-662-63051-8_18

individuell unterschiedlich sein kann. Hier kann man als Eltern nur gut beobachten und verschiedene Varianten hinsichtlich ihrer Wirkung austesten.

Frühkindliche Probleme bei der Entwicklung von Schlaf-Wach-Rhythmen sind in der Regel nicht auf das betroffene Kind begrenzt, sondern beziehen auch **das soziale Umfeld** (vor allem die Eltern) mit ein. Wenn Kinder große Probleme haben, ihren Schlaf selbst zu regulieren, kommt es häufig zu **erhöhten Belastungen bei den Bezugspersonen** (Papoušek 2004). Wenn es den Eltern nicht gelingt, ihre eigenen Belastungen adäquat zu bewältigen, kann es als Folge auch zu unangemessenen Verhaltensweisen im Umgang mit dem Kind kommen. So kann sich die **Hilflosigkeit,** die die Eltern in der Interaktion mit ihrem Kind verspüren, in **Ärger über das Kind** verwandeln, der das Interaktionsverhalten negativ beeinflussen kann. Spätestens dann, wenn man bemerkt, dass die Gefahr einer **Überforderung bis hin zur Eskalation** besteht, ist es sinnvoll, professionelle Unterstützung in Anspruch zu nehmen. Dies gilt auch, wenn man als Bezugsperson den Eindruck hat, dass ein Kind durch Ein- oder Durchschlafprobleme stark belastet wirkt.

Literatur

Jenni, O.G. & Largo, R.H. (2015) Grundlagen der Entwicklungspädiatrie. In G.F. Hoffmann, M.J. Lentze, J. Spranger, F. Zepp & R. Berner (Hrsg.), *Pädiatrie.* Heidelberg: Springer online.

Lohaus, A. & Vierhaus, M. (2019). *Entwicklungspsychologie des Kindes- und Jugendalters* (4. überarbeitete und erweiterte Auflage). Heidelberg: Springer.

Papoušek, M. (2004). Regulationsstörungen der frühen Kindheit: Klinische Evidenz für ein neues diagnostisches Konzept. In M. Papoušek, M. Schieche & H. Wurmser (Hrsg.), *Regulationsstörungen der frühen Kindheit. Frühe Risiken und Hilfen im Entwicklungskontext der Eltern-Kind-Beziehungen* (S. 77–110). Bern: Huber.

Papoušek, M. & Papousek, H. (1996). Infantile colic, state regulation, and interaction with parents: A system approach. In M.H. Bornstein & J. Genevro (Hrsg.), *Child development and behavioral pediatrics: towards understanding children and health.* Hillsdale, NJ: Lawrence Erlbaum.

Von Gontard, A., Möhler, E. & Bindt, C. (2015). *Leitlinien zu psychischen Störungen im Säuglings-, Kleinkind- und Vorschulalter (S2k).* AWMF online.

19

Schmecken und Riechen

Hintergrund

Obwohl vor allem in der Erfahrungswelt von Erwachsenen häufig visuelle und auditive Sinneseindrücke im Vordergrund stehen, sollte man nicht übersehen, dass Schmecken und Riechen sehr basale Sinnesempfindungen sind und gerade im Säuglingsalter wichtige Funktionen erfüllen können.

> **Schmeck- und Riechempfindungen** stehen unter anderem mit der Nahrungs-aufnahme in Verbindung und können bereits einem Säugling Informationen über mögliche Gefahren liefern, die Vermeidungsverhalten in Gang setzen können (z. B. Vermeidung von Nahrung, die Ekelempfindungen hervorruft).

Säuglinge können von der Geburt an (und sogar vorgeburtlich) verschiedene **Geschmacksrichtungen** unterscheiden. Nachweisbar ist anhand der Reaktionen von Säuglingen, dass süß, sauer und bitter unterschieden werden kann, wobei eine eindeutige **Präferenz für süße Substanzen** besteht, während saure und (vor allem) bitter schmeckende Substanzen eindeutig abgelehnt werden. Was jedoch nicht unterschieden werden kann, sind **salzige Geschmacksrichtungen.** Versetzt man Wasser mit einem gewissen Anteil an Natriumchlorid (Kochsalz), zeigt sich in den ersten Lebens-tagen keine andere Reaktion als bei neutralem Wasser. Erst mit etwa vier bis sechs Monaten findet sich dagegen eine Präferenz für leicht gesalzenes Wasser. Da der Körper in gewissem Umfang eine Zufuhr von Salz benötigt, ist dies evolutionsbiologisch sinnvoll und entspricht den Präferenzen für Salziges, die auch in den nachfolgenden Lebensabschnitten bestehen (Liem

A. Lohaus, *Kindliche Kompetenzen*, https://doi.org/10.1007/978-3-662-63051-8_19

auch Hinweise auf **genetische Einflüsse auf den Geschmackssinn** (z. B. zur Wahrnehmung von Bitterkeit oder Süße), die zusätzlich zu den Lerneinflüssen die Entstehung von Geschmackspräferenzen erklären können (Sigelman und Rider 2009). Dies bedeutet, dass die Einflussmöglichkeiten auf die Nahrungspräferenzen von Kindern durch Erfahrungsbildung gelegentlich auch durch genetische Faktoren begrenzt sein können.

Literatur

Gradin, M. (2005). Effect of oral glucose on the heart rate of healthy newborns. *Acta Paediatrica, 94*, 324-328.

Liem, D.G. (2017). Infants' and children's salt taste perception and liking: A review. *Nutrients, 9 (9).*

MacFarlane, A. (1975). Olfaction in the development of social preferences in the human neonate. In R. Porter & M. O'Connor (Eds.), *Parent-infant interaction* (pp. 103-117). Amsterdam: Elsevier.

Mennella, J.A. & Beauchamp, G.K. (2002). Flavor experiences during formula feeding are related to preferences during childhood. *Early Human Development, 68*, 71-82.

Sigelman, C.K. & Rider, E.A. (2009). *Life-span human development* (6th edition). Belmont, CA: Wadsworth.

20

Sehen

Hintergrund

Mit der Fähigkeit zum Sehen steht einem Säugling eine breite Informations-vielfalt zur Verfügung, die er (neben Informationen aus weiteren Sinnes-modalitäten) zum Aufbau seines Wissens über die Welt nutzen kann.

> Wichtige Bestandteile des **Sehens** sind das **visuelle Auflösungsvermögen** (und die damit verbundene Sehschärfe), das **Farbensehen** und das **Blickverhalten,** wobei alle Bestandteile des Sehens Entwicklungsprozessen unterliegen.

Die **Stelle des schärfsten Sehens** (fovea centralis) ist in den ersten Monaten noch nicht voll entwickelt. Diese Stelle ist bei Erwachsenen dicht mit schlanken Zapfen besetzt, während beim Neugeborenen kurze und dicke Zapfen vorliegen, die eine geringere Auflösung zulassen (Lohaus und Vier-haus 2019). Ein Säugling sieht seine Umwelt dementsprechend **deutlich verschwommener als ein Erwachsener,** wobei sich mit etwa acht Monaten eine Annäherung an die Sehfähigkeiten von Erwachsenen zeigt (jedoch mit Weiterentwicklungen bis zum Alter von sechs Jahren; Kellman und Arterberry 2006). Um das visuelle Auflösungsvermögen von Säuglingen zu prüfen, nutzt man Streifenmuster mit **unterschiedlichen Streifenbreiten.** Wenn die Streifen sehr schmal sind, lassen sie sich selbst mit dem Auf-lösungsvermögen von Erwachsenen nicht unterscheiden. Sie verschmelzen vielmehr zu einer grauen Fläche. Wenn man beispielsweise Säuglingen nebeneinander zwei Flächen mit unterschiedlichen Streifenbreiten zeigt,

A. Lohaus, *Kindliche Kompetenzen,* https://doi.org/10.1007/978-3-662-63051-8_20

schauen sie auf das interessantere Muster. Dies ist in der Regel das Muster, in dem sie Streifen erkennen können, und nicht das Muster, das als graue Fläche erscheint. Wenn man nun die Streifen allmählich verbreitert, kann man erkennen, ab welcher Streifenbreite eine eindeutige Präferenz entsteht. Diese Streifenbreite korrespondiert demnach mit dem **Auflösungsvermögen** des Säuglings.

Auch die **Farbwahrnehmung** ist in den ersten Lebensmonaten noch eingeschränkt, wobei in den ersten Lebenswochen **vor allem Graustufen** unterschieden werden können. Bis zu einem Alter von drei Monaten kann dann eine zunehmende Annäherung der Farbwahrnehmung an die Fähigkeiten Erwachsener beobachtet werden. Es ist interessant zu erwähnen, dass Blickpräferenzen für die Farben **Rot und Blau** bestehen und dass die Grenzen zwischen Farben ähnlich wahrgenommen werden wie von Erwachsenen (Siegler et al. 2016).

Es lässt sich weiterhin zeigen, dass das **Blickverhalten** eines Kindes in den ersten Lebenswochen noch recht unsystematisch ist. Bei der Wahrnehmung eines Gesichtes werden beispielsweise vor allem die **äußeren Konturen** beachtet, da dort die stärksten Kontraste erkannt werden können. Schon mit etwa zwei bis drei Monaten ändert sich dies, indem **nun stärker die Augen- und Mundpartien** betrachtet werden. Individuelle Charakteristika eines Gesichtes lassen sich dadurch eindeutiger identifizieren (→ Blickkontakt).

Was können Sie beobachten?
Vor allem einige **visuelle Präferenzen** von Säuglingen lassen sich schon in den ersten Lebensmonaten recht gut beobachten. So werden beispielsweise gemusterte Flächen vor homogenen (z. B. grauen) Flächen präferiert. Dies lässt sich am Blickverhalten des Säuglings, das bei der Wahl zwischen zwei Flächen häufiger auf die gemusterte Fläche gerichtet sein sollte, beobachten. Wenn die Muster jedoch so kleinteilig sind, dass sie für den Säugling zu einer homogenen Fläche verschwimmen, tritt diese eindeutige Präferenz nicht auf. So reicht beispielsweise bei Schachbrettmustern mit sehr kleinen Quadraten das Auflösungsvermögen nicht mehr, um die einzelnen Quadrate zu unterscheiden. In diesem Fall würde ein weniger komplexes Schachbrettmuster mit großen Quadraten dem Muster mit kleineren Quadraten vorgezogen (weil die Quadrate dann unterschieden werden können und anderenfalls visuell eine graue Fläche entsteht).

Weiterhin besteht eine **Präferenz für starke Kontraste** gegenüber Flächen mit geringen Kontrasten, weil die starken Kontraste in der Regel mit einer besseren Unterscheidungsmöglichkeit einhergehen. Auffällig ist weiterhin eine Präferenz für **symmetrische vor unsymmetrischen Mustern** sowie von **vertikal symmetrischen vor horizontal symmetrischen Mustern.** Da Gesichter vertikal symmetrisch angeordnet sind, könnte dies gleichzeitig auch die Erklärung dafür sein, dass Säuglinge eine deutliche **Präferenz für Gesichter** haben. Es ließ sich jedoch zeigen, dass die Präferenz für Gesichter auch im Verhältnis zu anderen ähnlich komplexen vertikal symmetrischen Objekten besteht (Mondloch et al. 1999). Man kann also sagen, dass Säuglinge eine **besondere Präferenz für die Wahrnehmung von menschlichen Gesichtern** zeigen (→ Lächeln), wobei dies insbesondere für Gesichter gilt, die der eigenen Erfahrungswelt ähnlich sind.

Interessant ist weiterhin, dass **Präferenzen für kurvilineare Muster** im Vergleich zu gradlinigen Mustern bestehen und dass weiterhin **bewegte Muster** gegenüber unbewegten Mustern bevorzugt betrachtet werden. Die Bevorzugung kurvilinearer Muster kann dabei möglicherweise ebenfalls durch die Präferenz von Bewegung erklärt werden, da durch die Kurvilinearität ebenfalls Bewegung indiziert wird. Tatsächlich lässt sich darüber hinaus schon bei drei Tage alten Säuglingen zeigen, dass ein **menschliches Bewegungsmuster** (wobei die Bewegung lediglich durch am Körper befestigte Lichtpunkte in Dunkelheit dargestellt wird) vor einem zufälligen Bewegungsmuster mit Lichtpunkten präferiert wird (Bidet-Ildei et al., 2014). Die Präferenz für Bewegung lässt sich gut beobachten, weil Säuglinge relativ zuverlässig mit den Augen einem Objekt folgen, das vor ihren Augen hin- und herbewegt wird. Dies ist gleichzeitig ein guter Hinweis darauf, dass ein Säugling über entsprechende Sehfähigkeiten verfügt.

Was folgt daraus?
Die visuellen Präferenzen von Säuglingen lassen sich nutzen, um eine **Umgebung zu schaffen,** die für einen Säugling interessant erscheint. So hilft eine **kontrastreiche Gestaltung** der Umgebung einem Säugling beim visuellen Erkennen. Weiterhin können **bewegte Muster** (wie Mobiles etc.) hilfreich sein, weil sie offenbar interessanter erscheinen als unbewegte Muster. Da ein besonderes Interesse an Bewegung besteht, kann dies auch genutzt werden, um die Aufmerksamkeit eines Säuglings zu gewinnen. In einigen unserer eigenen Studien haben wir dementsprechend bewegte Animationen eingesetzt, um einen Säugling, dessen Aufmerksamkeit allmählich nachließ, wieder dazu zu bewegen, seine Aufmerksamkeit auf das zu lenken, was uns wichtig war. In der Forschungsliteratur wird in diesem Zusammenhang von einem sogenannten „**Attention getter**" gesprochen, mit dem durch akustische Signale oder visuell-bewegte Muster (oder beides) die Aufmerksamkeit des Säuglings zurückgeholt wird.

Allerdings sollte auch darauf geachtet werden, eine **Überstimulation durch eine überfrachtete (oder sogar ständig sich verändernde) Umgebung zu vermeiden.** Es gibt einem Säugling auch ein Gefühl von Sicherheit, wenn die Umgebung vertraut ist (und auch in gewissem Maße stabil bleibt).

Der Präferenz für die Wahrnehmung von Gesichtern kann durch **Blickkontakt** Rechnung getragen werden, wobei dies auch eine allmähliche Vertrautheit mit den umgebenden Personen fördert (→ Blickkontakt). In einigen Lehrbüchern wird darauf hingewiesen, dass es den Sehfähigkeiten von Säuglingen entgegenkommt, wenn Objekte (und auch Gesichter) in einem **geringen räumlichen Abstand** präsentiert werden, da das Auflösungsvermögen in größerem Abstand entsprechend schlechter ist. Da Blickkontakt häufig in räumlicher Nähe stattfindet (z. B. wenn der Säugling getragen wird), kommt auch dies der Präferenz für menschliche Gesichter entgegen.

Literatur

Bidet-Illdei, C., Kitromilides, E., Ordiaguet, J.-P., Pavlova, M. & Gentaz, E. (2014). Preference for point-light human biological motion in newborns: Contribution of translational displacement. *Developmental Psychology, 50*, 113-120.

Kellman, P.J. & Arterberry, M.E. (2006). Infant visual perception. In D. Kuhn & R.S. Siegler (Eds.), *Cognition, perception, and language* (Handbook of child psychology, Vol. 2, pp. 109-160). Hoboken, NJ: Wiley.

Lohaus, A. & Vierhaus, M. (2019). *Entwicklungspsychologie des Kindes- und Jugendalters* (4. überarbeitete und erweiterte Auflage). Heidelberg: Springer.

Mondloch, C. J., Lewis, T. L., Budreau, D. R., Maurer, D., Dannemiller, J. L., Stephens, B. R. & Kleiner-Gathercoal, K. A. (1999). Face perception during early infancy. *Psychological Science, 10*, 419–422.

Siegler, R., Eisenberg, N., DeLoache, J. & Saffran, J. (2016). *Entwicklungspsychologie im Kindes- und Jugendalter*. Heidelberg: Springer.

21

Sprachverständnis

Hintergrund

Kinder lernen, Sprachen zu verstehen, ohne dass dazu ein systematisches Sprachentraining stattfinden muss. Sie analysieren offenbar die gehörte Sprache, indem sie **Silben und Worte identifizieren** und ihnen **eine Bedeutung zuordnen.**

> Bevor Kinder Sprache zur Kommunikation nutzen können, müssen sie sie zunächst verstehen. Das **Sprachverständnis** geht dementsprechend der Sprachproduktion voraus.

Die grundlegende Frage ist dabei, wie es Kindern gelingt, Sprache zu verstehen. Eine wegweisende Studie zu dieser Thematik stammt bereits von Eimas et al. (1971), die mit einem Habituationsexperiment (→ Habituationslernen) zeigten, dass Säuglinge im Alter von einem und vier Monaten die **Grenzen zwischen Sprachlauten** (wie zwischen einem „b" und „p") ähnlich wahrnehmen wie Erwachsene. Sie können damit also die Sprachlaute, die in gesprochener Sprache enthalten sind, voneinander unterscheiden. Interessanterweise können Säuglinge am Anfang der Entwicklung sogar noch mehr Sprachlaute voneinander unterscheiden als Erwachsene. Tatsächlich sind Säuglinge dazu fähig, die **phonemischen Kontraste aller Sprachen dieser Welt** zu unterscheiden (Siegler et al. 2016). Diese Unterscheidungsfähigkeit reduziert sich jedoch bereits im Laufe des ersten Lebensjahres. In einer Studie von Werker und Desjardins (1995) konnte

A. Lohaus, *Kindliche Kompetenzen*, https://doi.org/10.1007/978-3-662-63051-8_21

dementsprechend gezeigt werden, dass die Unterscheidungsfähigkeit für Laute bei 6 bis 8 Monate alten Kindern besser war als bei 10 bis 12 Monate alten Kindern. Die unterscheidbaren Laute gleichen sich allmählich an die Laute an, die in der Umgebungssprache vorkommen.

Um ganze Silben oder Worte zu identifizieren, reicht die Erkennung von Lauten jedoch nicht aus. Die Kinder nutzen zusätzlich **Sprachmerkmale und Sprachmuster** wie beispielsweise die Rhythmen, Sprachmelodie, Intonation und vor allem auch Wortpausen, um Spracheinheiten zu erkennen. Weiterhin besitzen sie ein Gedächtnis für **wiederkehrende Sprachelemente,** die darauf hinweisen, dass es sich hierbei um bedeutungstragende Sprachelemente handelt. Hinzu kommt, dass auch die Bezugspersonen durch eine **kindgerechte Sprache** dazu beitragen, dass es kleinen Kindern gelingt, Sprachelemente zu identifizieren. Dazu trägt insbesondere eine deutliche Aussprache und eine häufige Wiederholung von Sprachelementen (wie die Wiederholung von einzelnen Silben) bei. Auch die Aufforderung, bestimmte Silben oder Worte nachzusprechen („Sag' mal Mama"), unterstützt die Identifikation von Sprachelementen.

Wenn Kindern die Identifikation einzelner Worte gelingt, stellt sich als nächstes die Frage, wie es ihnen gelingt, den **Worten eine spezifische Bedeutung zuzuordnen.** Häufig geschieht dies durch **direkte Unterweisung,** indem Bezugspersonen auf einen Gegenstand zeigen und sagen, was das ist. Manche Wortbedeutungen erschließen sich kleine Kinder auch aus dem **Kontext,** in dem ein Wort benutzt wird. Wenn die Mutter beispielsweise auf ein Tier zeigt und sagt „Schau mal, der Elefant hat einen Rüssel", kann das Kind daraus schließen, dass es nun nicht um den ganzen Elefanten geht, sondern um einen Teil des Elefanten. Neben Unterstützungen aus der sozialen Umgebung bei der Zuordnung von Bedeutungen können also auch Sprachkontexte genutzt werden, um sich Bedeutungen zu erschließen.

Was können Sie beobachten?
Kinder können mehr verstehen als sie sprachlich ausdrücken können. Dies lässt sich häufig bei Kindern beobachten, die noch nicht sprechen können. Wenn kleine Kinder, ohne schon sprechen zu können, bereits die **Zeigegeste beherrschen,** kann man sie beispielsweise bitten, auf einen bestimmten Gegenstand zu zeigen (beispielsweise auf die Banane). Alternativ kann man auch bitten, zu dem Gegenstand zu schauen. An der **Reaktion lässt sich dann erkennen,** ob ein Kind die Zuordnung zwischen Wort und dem damit bezeichneten Gegenstand verstanden hat.

Dass Kinder **Kontextinformationen** nutzen, um sich eine Wort-bedeutung zu erschließen, kann man gut mit folgendem Vorgehen beobachten: Man legt drei Objekte vor ein Kind, von denen das Kind zwei Objekte mit seinen sprachlichen Bezeichnungen kennt (z. B. eine Banane und ein Auto). Das dritte Objekt sollte dem Kind vollkommen unbekannt sein (z. B. ein Raumfahrer im Raumanzug). Wenn man das Kind nun bittet, den „Belos" (ein Phantasiewort) zu zeigen, wird es mit hoher Wahrscheinlichkeit auf das unbekannte Objekt zeigen, weil es die Begriffe der beiden anderen Objekte kennt und davon ausgeht, dass dieses Objekt nun nicht gemeint sein kann.

Auch wenn man nicht direkt beobachten kann, über welches Wort- (und auch Satzverständnis) ein Kind bereits verfügt, kann man aus dem **Blick-verhalten (und auch über Zeigegesten) sehr gut Aufschluss darüber bekommen,** welche Worte und Wortbedeutungen einem Kind bereits bekannt sind. Wie groß der (passive) Wortschatz (und damit das Sprach-verständnis) wirklich ist, lässt sich jedoch nur schätzen, aber nicht sicher bestimmen.

Was folgt daraus?
Um Sprachelemente identifizieren zu können, benötigen schon Säuglinge **sprachlichen Input.** Auch wenn sie selbst nicht sprechen können, lernen sie dadurch die sprachlichen Elemente zu segmentieren. Neben der normalen gesprochenen Sprache, bei der die Kinder zuhören, hilft auch eine **an die Kinder direkt gerichtete Sprache,** die besonders auf die kindlichen Verständnismöglichkeiten zugeschnitten ist (erhöhte Tonlage, langsames Sprechen und Verwendung einfacher, teilweise repetitiver Sprachelemente). Für die Sprachentwicklung ist weiterhin sinnvoll, wenn es Kindern erleichtert wird, eine Verbindung zwischen Worten und der damit bezeichneten Realität herzustellen. So können **Bilderbücher** hilfreich sein, um auf einzelne Objekte zu zeigen, und den Namen der Objekte zu nennen. Dadurch gelingt es dem Kind zunehmend, **Assoziationen zwischen Wort und Wortbedeutung** herzustellen und im Gedächtnis zu speichern. Je mehr Worte und Wortbedeutungen ein Kind im Laufe der Entwicklung kennen lernt, desto leichter fällt es ihm wiederum, zukünftige Worte aus dem Kontext, in dem sie gebraucht werden, zu erschließen. Auch **Korrekturen,** wenn Worte oder Wortbedeutungen offenbar fälschlich zugeordnet werden, sind sinnvoll und notwendig, um die Entwicklung des Sprachverständnisses zu unterstützen.

Literatur

Eimas, P. D., Siqueland, E. R., Jusczyk, P. & Vigorito, J. (1971). Speech perception in infants. *Science, 177,* 303–306.

Siegler, R., Eisenberg, N., DeLoache, J. & Saffran, J. (2016). *Entwicklungspsychologie im Kindes- und Jugendalter.* Heidelberg: Springer.

Werker, J. F. & Desjardins, R. N. (1995). Listening to speech in the first year of life: Experiential influences on phoneme perception. *Current Directions in Psychological Sciences, 4,* 76–81.

22

Temperament

Hintergrund

Schon **vorgeburtlich** gibt es Verhaltensunterschiede zwischen Kindern. Einige Kinder sind schon während der Schwangerschaft deutlich lebhafter als andere, sodass ihre Bewegungen von der werdenden Mutter unterschiedlich stark wahrgenommen werden können. Diese frühen Verhaltensunterschiede weisen auf **genetische Einflüsse hin, aber auch frühe Einflüsse durch den mütterlichen Organismus** (durch das mütterliche Verhalten, durch Ernährungsunterschiede, durch ein unterschiedliches Ausmaß an Stresserfahrungen etc.) sind denkbar. Es lassen sich also schon sehr früh Verhaltensunterschiede erkennen, die **Ausdruck eines unterschiedlichen Temperaments** sein können.

> Beim Temperament handelt es sich um individuelle **Unterschiede in der Reaktionsbereitschaft und Selbstregulierung.** Diese Unterschiede zeigen sich relativ **konsistent** über verschiedene Situationen hinweg und sind auch **zeitlich relativ stabil** (Rothbarth und Bates 1998).

Temperamentsunterschiede können sich in verschiedenen Merkmalen zeigen. Dazu gehören unter anderem die folgenden Temperamentscharakteristika (Rothbarth und Bates 2006): (1) **Annäherung/Vermeidung** (Bereitschaft zu neuen Erfahrungen im Gegensatz zu Verhaltenshemmung und Unbehagen in neuen Situationen), (2) **Reizbarkeit** (Heftigkeit von Reaktionen), (3) **Aufmerksamkeit und Ausdauer** (im Umgang mit Objekten und Ereignissen), (4) **Aktivitätsniveau** (Ausmaß der motorischen

A. Lohaus, *Kindliche Kompetenzen,* https://doi.org/10.1007/978-3-662-63051-8_22

Bewegung eines Kindes), (5) **Stimmungslage** (vorherrschend positive oder negative Stimmungslage), (6) **Rhythmus** (Regelmäßigkeit und Vorhersagbarkeit der biologischen Körperfunktionen, z. B. Schlaf-Wach-Rhythmus, Hunger etc.). Wie die Betrachtung der Dimensionen zeigt, beziehen sich die individuellen Unterschiede also auf **Emotionen, Motorik und Aufmerksamkeit** sowie auf die **Regulation** dieser Verhaltensaspekte.

Auf der Basis der einzelnen Temperamentsdimensionen lassen sich Kinder in **drei Temperamentstypen** klassifizieren: **Einfache, schwierige und langsam auftauende Kinder. Einfache Säuglinge** passen sich leicht an neue Situationen an, weisen eine positive Stimmungslage auf und entwickeln schnell Alltagsroutinen. **Schwierige Säuglinge** weisen einen hohen Aktivitätslevel auf, sind reizbar, reagieren mit großer Heftigkeit, zeigen eine negative Stimmungslage und sind eher wenig anpassungsfähig. Die **langsam auftauenden Säuglinge** brauchen eine gewisse Zeit, um sich an neue Situationen zu gewöhnen, sind durch einen eher niedrigen Aktivitätslevel und niedrige Reizbarkeit charakterisiert, vermeiden zunächst neue Situationen und legen eine niedrige Anpassungsfähigkeit an den Tag. Die meisten Kinder aus dieser Gruppe nähern sich im Laufe ihrer Entwicklung eher den Kindern mit einem einfachen Temperament an. In einer Längsschnittstudie von Thomas und Chess (1977) wiesen etwa 65 % der Kinder ein einfaches Temperament und 15 % ein schwieriges Temperament auf. Die übrigen Kinder gehörten zu der Gruppe der langsam auftauenden Kinder.

Während sich einige Temperamentsmerkmale durchaus im Laufe der Entwicklung verändern können, erweist sich vor allem die **Verhaltenshemmung als ein relativ stabiles Temperamentsmerkmal.** Nach Chronis-Tuscano et al. (2009) zeigte sich bei mehrfacher Erhebung über die gesamte Kindheit hinweg eine recht hohe Stabilität, wobei etwa 15 bis 20 % der Kinder über die gesamte frühe Kindheit Anzeichen von Verhaltenshemmung an den Tag legten. Gleichzeitig erhöht die Verhaltenshemmung das Risiko für die Entwicklung sozialer Ängste im Jugendalter.

Was können Sie beobachten?

Viele Temperamentsmerkmale lassen sich problemlos im Verhalten eines Kindes beobachten. Ob **Säuglinge gut oder weniger gut mit neuen Erfahrungen** (bzw. neuen Situationen) umgehen können, lässt sich beispielsweise erkennen, wenn Säuglinge mit ungewohnten Ereignissen konfrontiert werden (ungewohnte Geräusche, Veränderungen im Aussehen der Bezugspersonen, Zusammentreffen mit fremden Personen oder Tieren etc.). Wenn sie bei Veränderungen sehr verunsichert reagieren oder

zu weinen beginnen, spricht dies dafür, dass diese Kinder mit Verhaltenshemmung und Unbehagen auf neue Situationen reagieren. Umgekehrt
unterstreicht eine schnelle Beschäftigung mit neuem Spielzeug und eine
große Begeisterungsfähigkeit für neue Aktivitäten eine hohe Annäherungs-
bereitschaft eines Kindes. Eine hohe **Reizbarkeit** könnte sich beispielsweise in der Intensität von Reaktionen auf Frustrationserlebnisse zeigen.
So könnten Kinder beispielsweise sehr intensiv, mit hoher Aufregung und
Weinen reagieren, wenn sie hungrig oder durstig sind und einige Zeit
warten müssen, bevor sie etwas zu essen oder trinken bekommen. Andere
Kinder würden derartige Frustrationserlebnisse dagegen ohne größere Aufregung bewältigen.

Die **Aufmerksamkeitsspanne bzw. Ausdauer** eines Kindes lässt sich beispielsweise daran erkennen, wie lange es sich mit Spielzeug oder anderen
Objekten beschäftigen kann. Wenn ein Kind sehr lange und geradezu ver-
sunken mit Dingen spielen kann, spricht dies für eine große Ausdauer
und Aufmerksamkeitsspanne. Das **Aktivitätsniveau** ist eher niedrig, wenn
ein Kind über längere Zeit still liegen oder sitzen kann. Umgekehrt gibt
es Kinder, die eigentlich ständig in Bewegung sind und bei denen entsprechend viel Aktivität mit den Extremitäten (Arm- und Beinbewegungen)
zu beobachten ist.

Die **vorherrschende Stimmungslage** zeigt sich im Säuglingsalter vor
allem darin, dass manche Säuglinge eher häufig quengeln oder weinen,
während andere eher mit viel Lächeln und einem positiv zugewandten
Interaktionsverhalten auffallen. Die Stimmungslage kann sich auch in der
Geschwindigkeit, mit der Säuglinge aus einem negativen Gemütszustand
zurückfinden, ausdrücken. Weiterhin unterscheiden sich Kinder darin, wie
leicht sie sich an den **Rhythmus ihrer Umgebung anpassen** (z. B. den
Tag-Nacht-Zyklus) und ihre Essens- und Schlafenszeiten dementsprechend
ausrichten. Die dargestellten Temperamentsmerkmale finden sich auch in
entsprechenden Elternfragebögen (Vonderlin et al. 2012; Gartstein und
Rothbart 2003).

Was folgt daraus?
Da das kindliche Temperament teilweise auch genetisch geprägt ist, kann es
nur in Grenzen durch Erziehungsverhalten beeinflusst werden. Wichtig
ist dagegen eine **Passung** zwischen dem Temperament eines Kindes und
dem Interaktionsverhalten der Bezugspersonen. Ein eher ruhiges Kind
wird durch Bezugspersonen, die einen hohen Aktivitätsdrang an den Tag
legen, eher überfordert sein, weil es dauernd in Aktivitäten gedrängt wird,
die es eigentlich gar nicht mag. Umgekehrt benötigen Kinder, die ständig

an neuen Erfahrungen interessiert sind und dabei gern auch Risiken an den Tag legen, eher verstärkte **Aufmerksamkeit und Grenzziehungen durch die Bezugspersonen,** damit sie nicht über die Stränge schlagen. Eine gute Passung ist vor allem bei einem schwierigen kindlichen Temperament wichtig, weil die Bezugspersonen gerade im Umgang mit diesen Kindern stärker gefordert sind.

Häufig ist eine Passung zwischen Kindern und ihren Bezugspersonen dadurch zu erwarten, dass ein **verwandtschaftliches Verhältnis und damit eine gewisse genetische Übereinstimmung** besteht: Wenn die Kinder einen hohen Drang nach neuen Erlebnissen und Erfahrungen an den Tag legen, zeigen die Eltern wegen der genetischen Überlappung ein ähnliches und dazu passendes Verhalten. Es gibt aber auch die Möglichkeit einer geringen Passung (z. B. weil die Eltern ein sehr unterschiedliches Temperament haben oder weil keine genetische Verwandtschaft zu einer Bezugsperson besteht). Hier können sich verstärkt Probleme ergeben, weil den Temperaments-bedürfnissen **entweder des Kindes oder der Bezugspersonen nicht gerecht** geworden wird.

Solange die Temperamentsunterschiede sich in einem tolerier-baren Bereich befinden, ist es sinnvoll, die spezifischen Persönlichkeits-charakteristika von Kindern zu **akzeptieren** und zu lernen, auf angemessene Weise damit umzugehen. Viele Persönlichkeitseigenschaften erweisen sich – auch wenn man sie auf den ersten Blick nachteilig empfindet – **aus einem anderen Blickwinkel betrachtet als vorteilhaft.** Man denke beispiels-weise an ängstlich-zurückhaltende Kinder, die sich vielleicht nicht so gut in den Vordergrund drängen können wie andere Kinder, die jedoch dafür weniger häufig mit Unfällen oder Verletzungen konfrontiert sind. Es kann also sinnvoll sein, die **positiven Perspektiven,** die mit den unterschied-lichen Temperamentsdimensionen assoziiert sind, zu erkennen und einen sinnvollen Umgang damit zu suchen, um sowohl den kindlichen als auch den eigenen Bedürfnissen gerecht zu werden. Es kann aber auch – gerade bei ängstlichen und gehemmten Kindern – sinnvoll sein, sie behutsam an neue Erfahrungen heranzuführen, um dadurch dazu beizutragen, mehr Mut und mehr Explorationsbereitschaft aufzubauen.

Literatur

Chronis-Tuscano, A., Degnan, K.A., Pine, D.S., Perez-Edgar, K., Henderson, H.A., Diaz, Y., Raggi, V.L. & Fox, N.A. (2009). Stable early maternal report of behavioral inhibition predicts lifetime social anxiety disorder in adolescence. *Journal of the American Academy of Adolescent Psychiatry, 48,* 928-935.

Gartstein, M. A. & Rothbart, M. K. (2003). Studying infant temperament via the revised infant behavior questionnaire. *Infant Behavior & Development, 26,* 64-86.

Rothbarth, M.K. & Bates, J.E. (1998). Temperament. In N. Eisenberg (Ed.), *Handbook of child psychology, Vol. 3: Social, emotional, and personality development* (5th ed., pp. 105–176). New York, NY: Wiley.

Rothbarth, M.K. & Bates, J.E. (2006). Temperament. In W. Damon, R. Lerner & N. Eisenberg (Eds.), *Handbook of child psychology, Vol. 3: Social, emotional, and personality development* (6th ed., pp. 99–166). New York, NY: Wiley.

Thomas, A. & Chess, S. (1977). *Temperament and development.* New York: Brunner/Mazel.

Vonderlin, E., Ropeter, A. & Pauen, S. (2012). Erfassung des frühkindlichen Temperaments mit dem Infant Behavior Questionnaire Revised. *Zeitschrift für Kinder- und Jugendpsychiatrie und Psychotherapie, 40,* 307–314.

23

Tiefenwahrnehmung

Hintergrund

Ein spezieller Teil der visuellen Wahrnehmung befasst sich mit der **Erkennung von räumlicher Tiefe.**

> Bei der **Tiefenwahrnehmung** geht es speziell um die Wahrnehmung von Räumlichkeit (also beispielsweise die Fähigkeit, visuell wahrzunehmen, welche Dinge in einem Raum näher oder weiter entfernt sind).

Erst wenn ein Säugling dazu in der Lage ist, räumliche Tiefe bzw. räumliche Entfernung zu erkennen, kann er auch mögliche **Gefahren wahrnehmen,** die entstehen können, wenn man sich an einem Abgrund befindet (z. B. am Rand einer Wickelkommode). Hier stellt sich die Frage, ob Säuglinge von Anfang an die Gefahr erkennen können, die von räumlicher Tiefe ausgeht, oder ob sich dies erst im Laufe der Zeit entwickelt.

Im Wesentlichen lassen sich **zwei Informationsquellen** unterscheiden, aus denen sich Hinweise auf eine **räumliche Tiefe** ergeben können. Zum einen lassen sich aus den Informationen, die beim **binokularen (beidäugigen) Sehen** aus beiden Augen an das Gehirn gelangen, Hinweise auf räumliche Tiefe generieren (z. B. aus dem unterschiedlichen Betrachtungswinkel beider Augen). Zum anderen gibt es **Tiefenindikatoren,** aus denen sich Hinweise auf räumliche Tiefe ergeben, die sich auch beim einäugigen Sehen nutzen lassen. So erscheinen beispielsweise **größere Objekte als näher liegend** und kleine Objekte als weiter entfernt (z. B. bei

A. Lohaus, *Kindliche Kompetenzen,* https://doi.org/10.1007/978-3-662-63051-8_23

Pflastersteinen auf einem Platz). Auch **zusammenlaufende Linien** (visuelle Konvergenz) können auf räumliche Tiefe hinweisen. Weiterhin kann man aus **Verdeckungen** Schlussfolgerungen ziehen, da weiter entfernte Objekte häufig von näheren Objekten verdeckt werden (und nicht umgekehrt). Säuglinge können also sowohl durch die Integration der Informationen, die sich beim beidäugigen Sehen ergeben (**stereoskopisches Sehen**), als auch durch **Tiefenindikatoren,** die sich auch beim einäugigen Sehen nutzen lassen, Informationen über räumliche Tiefe (bzw. Entfernung) erlangen.

Was können Sie beobachten?
Ab wann Kinder zum stereoskopischen Sehen in der Lage sind, lässt sich sehr gut an einer Untersuchung von Kavšek (2013) erkennen. Bei dieser Studie kam ein spezieller 3D-Monitor zum Einsatz, der dafür sorgt, dass jedem Auge des Säuglings ein leicht unterschiedliches Bild präsentiert wird. Wenn das Gehirn die Bilder beider Augen zu einem gemeinsamen Bild integriert, kommt es zu einer räumlichen Darstellung. Bei Säuglingen werden dazu zwei Muster gezeigt, wobei jedoch nur **bei einem Muster ein scheinbar im Raum schwebendes Quadrat** erkennbar ist, wenn die Bilder aus beiden Augen integriert werden. Es zeigte sich, dass Säuglinge schon mit zwei Monaten das Muster mit dem scheinbar im Raum schwebenden Quadrat präferierten (bzw. länger anschauten). Dies weist darauf hin, dass spätestens ab diesem Alter beidäugiges Sehen mit Integration der Bildinformation aus beiden Augen möglich ist. Diese zunehmende Fähigkeit können Bezugspersonen auch unmittelbar beobachten, wenn sie die Einstellung der Augen eines Säuglings auf Objekte in unterschiedlicher Entfernung betrachten. Die Fähigkeit, die Augen auf unterschiedliche Objektentfernungen einzustellen (**Nahkonvergenz**) nimmt in den ersten Lebenswochen zu und ist daran zu erkennen, dass die Augen bei nahen Objekten stärker nach innen gerichtet sind. Hinzu kommt auch, dass die Fähigkeit wächst, die Augenlinsen auf unterschiedliche Entfernungen einzustellen. In den ersten Lebenswochen liegt die beste Sehfähigkeit in einem Bereich von ca. 20 bis 30 cm, wobei in diesem Abstand zunächst keine Linsenkontraktion notwendig ist. Erst im Laufe der ersten Lebenswochen gelingt eine **gezielte Linsenkontraktion,** die eine Scharfeinstellung auf Objekte in unterschiedlichen Abständen ermöglicht. Wenn die Scharfeinstellung in unterschiedlichen Distanzen gelingt, erleichtert dies gleichzeitig auch das binokulare Sehen (bzw. die Integration der Bildinformation aus beiden Augen).

Die Entwicklung der **Fähigkeit, Tiefenindikatoren zu nutzen,** die kein beidäugiges Sehen verlangen, lässt sich gut an Studien untersuchen, bei denen die sogenannte **Visuelle Klippe** zum Einsatz gelangte. Bei der Visuellen Klippe befindet sich der Säugling auf einer ebenen Fläche, die mit einem Schachbrettmuster bedeckt ist. Vor dem Säugling befindet sich ein Abgrund, der (für das Kind unsichtbar) mit einer Glasplatte bedeckt ist. Am Boden des Abgrunds befindet sich ein identisches Schachbrettmuster (wie auf der Fläche, auf der sich der Säugling befindet). Das Schachbrettmuster auf dem Boden des Abgrunds erscheint jedoch aufgrund der größeren Entfernung zu den Augen des Kindes als kleiner (Tiefenindikator). Auf der gegenüberliegenden Seite (jenseits des Abgrunds) **lockt die Mutter das Kind,** auf den Abgrund zu krabbeln. Die Ergebnisse zur Visuellen Klippe zeigen eindeutig, dass viele Kinder schon im Alter von sechs Monaten die drohende Tiefe erkennen und **davor zurückschrecken, auf die Glasplatte zu krabbeln.** Die Kinder haben also die Tiefe (und die damit verbundenen Gefahren) erkannt. Nun ist allerdings zu bedenken, dass noch jüngere Kinder häufig noch gar nicht krabbeln können und schon deshalb nicht auf die Glasplatte gelangen können. Um auch die Reaktion dieser Kinder zu prüfen, wurden Kinder, die noch nicht krabbeln konnten, langsam **in Richtung der Glasplatte gezogen.** Gleichzeitig wurden ihre physiologischen Reaktionen (insbesondere die **Herzrate**) gemessen. Während die Herzrate bei den Kindern, die schon krabbeln konnten, deutlich anstieg, wenn sie auf die Glasplatte gezogen wurden, sank sie bei den Kindern ab, die noch nicht krabbeln konnten (Schwartz et al. 1973). Eine steigende Herzrate kann als Hinweis auf das Auftreten von **Angst** interpretiert werden, während die sinkende Herzrate eher **Interesse** signalisiert. Aus den Experimenten zur Visuellen Klippe wurde daher die Schlussfolgerung gezogen, dass Kinder erst mit dem **Beginn des Krabbelns** (und der **eigenständigen Fortbewegung**) lernen, Tiefenhinweise als **Gefahrenmerkmal zu erlernen.** So ließ sich beispielsweise bei sieben bis acht Monate alten Kindern zeigen (Bertenthal et al. 1984), dass 35 % die Tiefe vermieden, wenn sie erst seit 11 Tagen krabbelten, aber 65 %, wenn sie bereits erfahrene Krabbler waren (und bereits seit 41 Tagen krabbelten). Tatsächlich lässt sich die fehlende Angst vor Tiefe bei jungen Säuglingen in den ersten Lebensmonaten beobachten, da sie von sich aus (beispielsweise auf einer Wickelkommode liegend) **nicht die Gefahr vor einem Herunterfallen** realisieren. Hier ist also entsprechende Vorsicht geboten.

Was folgt daraus?

Man kann davon ausgehen, dass die Koordination der Augen zu einem **beidäugigen Sehen in den ersten Lebensmonaten** erfolgt (Akkommodation der Augenlinsen, Nahkonvergenz der Augen, Integration der Information beider Augen zu einem stereoskopischen Sehen). Damit kann binokular grundsätzlich zwischen nah und fern liegenden Objekten unterschieden werden. Zusätzlich können zunehmend auch optische Hinweisreize (Tiefenindikatoren) genutzt werden, die auch monokular **auf Räumlichkeit und Entfernung hinweisen** (Objektgröße, zusammenlaufende Linien, Verdeckung etc.). Es ist aber stark zu vermuten, dass die **Verknüpfung zwischen Tiefe und Gefahr** (und dem Empfinden von Angst) erst deutlich später erfolgt, wenn erste Erfahrungen mit eigenständiger Fortbewegung bestehen. Dies ist tatsächlich auch **evolutionsbiologisch sinnvoll,** da die Kinder erst dann, wenn sie sich eigenständig fortbewegen können, verstärkt mit Gefahren durch Tiefe konfrontiert sind. Für die Bezugspersonen folgt daraus, dass vor allem in den ersten Lebensmonaten **Maßnahmen ergriffen werden müssen,** um ein Herunterfallen eines Säuglings (z. B. von einem Wickeltisch) zu verhindern, und dass es extrem wichtig ist, einen Säugling in derartigen Situationen im Blick zu behalten. Auch später, selbst wenn ein Kind schon krabbeln oder laufen kann, sind **Sicherheitsmaßnahmen wichtig,** da Kinder nicht von Beginn an **in gleichem Maße auf Gefahrensignale** reagieren (Adolph 2000). Dies wird auch an den Untersuchungen zur Visuellen Klippe deutlich, da auch bei den erfahrenen Krabblern in der oben beschriebenen Untersuchung nur 65 % der Kinder die tiefe Seite der Visuellen Klippe vermieden.

Literatur

Adolph, K.E. (2000). Specifity of learning: Why infants fall over a veritable cliff. *Psychological Science, 11*, 290–295.

Bertenthal, B.I., Campos, J.J., & Barrett, K.C. (1984). Self-produced locomotion: An organizer of emotional, cognitive, and social development in infancy. In R.N. Emde & R.J. Harmon (Hrsg.), *Continuities and discontinuities in development* (S. 175– 210). New York: Plenum Press.

Kavšek, M. (2013). The onset of sensitivity to horizontal disparity in infancy: A short-term longitudinal study. *Infant Behavior & Development, 36*, 329-342.

Schwartz, A., Campos, J. & Baisel, E. (1973). The visual cliff: Cardiac and behavioral correlates of the deep and shallow sides at five and nine months of age. *Journal of Experimental Child Psychology, 15*, 86-99.

24

Wahrnehmung fremder Ethnien

Hintergrund

In diesem Abschnitt geht es um die Frage, wie gut Kinder Gesichter, die der **eigenen Ethnie** entstammen (z. B. europäisch wirkende Gesichter), unterscheiden und behalten können (im Vergleich zu den Gesichtern **fremder Ethnien,** die für die Kinder unvertraut sind).

> Es ist ein auch aus dem Erwachsenenalter bekanntes Phänomen, dass Gesichter aus der **eigenen Ethnie** häufig besser unterschieden und wiedererkannt werden können als Gesichter **fremder Ethnien** (s. zusammenfassend Meissner und Brigham 2001).

Dieses Phänomen tritt jedoch nicht nur bei Erwachsenen auf, sondern lässt sich bereits im Kindesalter zeigen. Nachdem verschiedene Studien diesen Effekt bei Kindern im Kindergarten- und Grundschulalter zeigen konnten, ließ sich in neueren Studien zeigen, dass Kinder **schon im ersten Lebensjahr** Gesichter von Menschen, die der eigenen Ethnie angehören, häufig besser unterscheiden können als Gesichter anderer Ethnien (Spangler et al. 2013).

Wie lässt sich dies zeigen? Da die Kinder in diesem Alter keine direkte Auskunft über die Unterscheidbarkeit von Gesichtern geben können, muss man sich **indirekter Methoden** bedienen. Eine häufig eingesetzte Methode ist, das Kind zunächst an ein Gesicht zu gewöhnen, indem ein Gesicht einer bestimmten Ethnie (z. B. ein europäisch aussehendes Gesicht) immer wieder gezeigt wird, bis das Kind das Interesse daran verloren hat. Dann zeigt man

© Der/die Autor(en), exklusiv lizenziert durch Springer-Verlag GmbH, DE, ein Teil von
Springer Nature 2021
A. Lohaus, *Kindliche Kompetenzen*, https://doi.org/10.1007/978-3-662-63051-8_24

ein neues Gesicht derselben Ethnie. Wenn das Kind dieses Gesicht tatsächlich als neu erkennt, würde es nun **wieder länger hinschauen,** weil dieses Gesicht nun wieder interessant ist. Wenn die **Blickdauer jedoch nicht länger** ist, würde man annehmen, dass das neue Gesicht nicht von dem bisherigen Gesicht unterschieden wird.

Dieses Verfahren wird mit Gesichtern einer fremden Ethnie (z. B. einem afrikanisch aussehenden Gesicht, wenn das Kind aus seinem Umfeld nur mit europäisch aussehenden Gesichtern vertraut ist) wiederholt. Auch hier wird nach der Gewöhnungsphase ein anderes Gesicht derselben Ethnie gezeigt. In der Studie von Spangler et al. (2013), die mit deutschen Kindern durchgeführt wurde, zeigte sich beispielsweise, dass neun Monate alte Kinder das neue **europäische Gesicht** länger anschauten als das europäische Gesicht, an das sie gewöhnt worden waren. Bei den **afrikanischen Gesichtern** waren die Blickzeiten dagegen gleich. Dies weist darauf hin, dass das neue afrikanische Gesicht offenbar nicht von dem bereits bekannten afrikanischen Gesicht differenziert wurde, da anderenfalls das neue Gesicht wieder mehr Aufmerksamkeit auf sich gezogen hätte. Ähnliche Effekte wurden auch für **Säuglinge anderer Ethnien** gefunden, die ebenfalls jeweils die Gesichter der eigenen Ethnie eher unterschieden als die Gesichter fremder Ethnien.

Die **Unterschiede in der Wahrnehmung der Gesichter** der eigenen und fremder Ethnien sind **in den ersten Lebensmonaten gering und steigen danach an.** Das Gehirn stellt sich also im Laufe der Entwicklung auf das Erfahrungsspektrum der jeweiligen Umgebung ein (ein Phänomen, das ähnlich auch bei der Sprachentwicklung beobachtet werden kann;→ Sprachverständnis). Damit verbunden entsteht häufig zunächst auch eine **Präferenz für Gesichter aus dem eigenen Erfahrungsspektrum** (Fassbender und Lohaus 2019). Diese Präferenz führt dazu, dass Merkmale von Gesichtern der eigenen Ethnie zunehmend schneller und effektiver verarbeitet werden können, was wiederum die Wiedererkennung vereinfacht. Die Möglichkeit, sich lange und intensiv mit den Merkmalen von Gesichtern der eigenen Ethnie auseinanderzusetzen, liefert also die Grundlage dafür, dass die Gesichter, die in der eigenen Erfahrungswelt vorherrschen, besonders gut differenziert werden können.

Was können Sie beobachten?
Vor allem **Präferenzen für Gesichter der eigenen bzw. fremder Ethnien lassen sich gut beobachten.** Vor allem in den ersten Lebensmonaten besteht häufig eine Präferenz für Gesichter der eigenen Ethnie. Wenn man einem Kind in diesem Altersbereich beispielsweise paarweise Bilder von

Gesichtern der eigenen und fremden Ethnie zeigt, würde die Blickdauer typischerweise länger sein bei dem Bild, das ein Gesicht aus der eigenen Ethnie zeigt. Vor allem die Ethnie der Bezugspersonen dürfte dabei eine entscheidende Rolle spielen, weil es für ein Kind in den ersten Lebensmonaten besonders **wichtig ist, sich die Personen aus der unmittelbaren Umgebung und ihre Merkmale einzuprägen.** Es ist daher nachvollziehbar, dass gerade die Gesichter der umgebenden Ethnie besonders intensiv betrachtet werden.

Im **Laufe des ersten Lebensjahres** kann sich der **Trend bei den Blickpräferenzen bzw. Blickdauern jedoch ändern.** Während mit drei Monaten (unabhängig vom kulturellen Kontext) häufig längere Blickdauern bei Gesichtern der eigenen Ethnie vorzufinden sind, zeigen sich mit sechs Monaten keine Unterschiede, während **mit neun Monaten längere Blickdauern bei Gesichtern einer fremden Ethnie auftreten.** Dies weist darauf hin, dass die Kinder allmählich sehr schnell in der Lage sind, die wichtigsten Merkmale der Gesichter aus der eigenen Ethnie zu erkennen. Sie wenden sich nun **verstärkt der fremden Ethnie** zu, weil dieses Gesicht nun interessanter erscheint und das Kind auch längere Zeit benötigt, um die entscheidenden Merkmale dieses Gesichtstyps zu analysieren, weil es damit nicht vertraut ist. Die Präferenzen bzw. Blickdauern können sich also über das Alter hinweg beim Vergleich von Gesichtern der eigenen und fremder Ethnien verändern (Fassbender und Lohaus 2019).

Was folgt daraus?

Es dürfte sinnvoll sein, Kinder schon frühzeitig **nicht nur mit Gesichtern der eigenen Ethnie, sondern auch fremder Ethnien vertraut zu machen.** Dies können auch **Bilder** sein, die ein breites Spektrum zur Auseinandersetzung mit Menschen unterschiedlichen Aussehens bieten (z. B. durch das gemeinsame Betrachten entsprechender Bilderbücher). In der Studie von Spangler et al. (2013) zeigte sich, dass teilweise **schon wenige Präsentationen von Bildern mit Gesichtern unterschiedlicher Ethnien** ausreichten, um die Wahrnehmungsdifferenzierung zwischen Gesichtern zu verbessern.

Es geht dabei auch darum, eine **Offenheit für Erfahrungen mit Menschen anderer Ethnien** aufzubauen. Dadurch wird dazu beigetragen, dass Kinder schon frühzeitig lernen, nicht zwischen Menschen, die der eigenen Gruppe zugehörig sind, und anderen Menschen, die zu fremden Gruppen gehören, zu unterscheiden. Dadurch wird eine Grundlage dafür gelegt, dass ein Kind im späteren Leben **weniger stark zu Tendenzen zu einer Diskriminierung** auf der Basis der Gruppenzugehörigkeit von

Menschen neigt. Auch wenn kein unmittelbarer Kontakt zu Menschen unterschiedlicher Ethnien möglich ist (weil sich regional dazu keine Gelegenheiten ergeben), gibt es viele Möglichkeiten, dies durch andere Materialien auszugleichen.

Literatur

Fassbender, I. & Lohaus, A. (2019). Fixations and fixation shifts in own-race and other-race face pairs at three, six and nine months. *Infant Behavior and Development, 57,* 101328.

Meissner, C. A., & Brigham, J. C. (2001). Thirty years of investigating the own-race bias memory for faces: A meta-analytic review. *Psychology, Public Policy and Law, 7,* 3-35.

Spangler, S., Schwarzer, G., Freitag, C., Vierhaus, M., Teubert, M., Lamm, B., Kolling, T., Graf, F., Goertz, C., Fassbender, I., Lohaus, A., Knopf, M. & Keller, H. (2013). The other-race effect in a longitudinal sample of 3-, 6- and 9-month-old infants: Evidence of a training effect. *Infancy, 18,* 516-533.

25

Weinen

Hintergrund

Da Säuglinge noch nicht sprechen können, müssen sie ihre Bedürfnisse auf andere Weise zum Ausdruck bringen.

> Eines der **wichtigsten Signale,** mit denen Säuglinge ihre Bedürfnisse mitteilen können, ist das **Weinen bzw. Schreien.**

Es gibt verschiedene **Gründe** dafür, dass Säuglinge weinen. Dazu gehören vor allem (a) Hunger, (b) Schmerzen oder körperliches Unwohlsein, (c) Müdigkeit und (d) Langeweile. Im Laufe der ersten Lebenswochen gelingt es vielen Eltern, anhand der Art des Weinens zu erkennen, welches Bedürfnis ein Säugling mit seinem Signal zum Ausdruck bringen möchte. Es ist sinnvoll, die kindlichen Signale nicht zu ignorieren, sondern die Bedürfnisse so gut es geht zu erfüllen, weil ein Säugling dadurch lernt, Vertrauen in seine soziale Umgebung zu entwickeln. Der Säugling weiß dadurch, dass jemand da ist, der sich um ihn kümmert, und fühlt sich dadurch seiner Umwelt nicht hilflos ausgeliefert (→ Frühe Eltern-Kind-Interaktion). Zu lernen, dass man sich auf seine Umwelt verlassen kann, gehört zu den **frühesten Lernerfahrungen,** die auch für die weitere Entwicklung von Bedeutung sein können, weil sie eine **Grundhaltung** prägen können.

© Der/die Autor(en), exklusiv lizenziert durch Springer-Verlag GmbH, DE, ein Teil von Springer Nature 2021
A. Lohaus, *Kindliche Kompetenzen,* https://doi.org/10.1007/978-3-662-63051-8_25

belasteten Eltern zu unterstützen, kann es hilfreich sein, in solchen Fällen **professionelle Hilfe** in Anspruch zu nehmen, um dadurch **Entlastung** zu bekommen. Gerade exzessives Weinen kann dazu führen, dass Bezugspersonen häufig aus Ohnmacht und Verzweiflung zu **unangemessenen Handlungen** greifen (wie körperliche „Bestrafung" oder Gabe von medikamentösen Beruhigungsmitteln), die letztendlich die Situation weiter eskalieren lassen (Heinrichs und Lohaus 2020). Daher kann es Situationen geben, in denen professionelle Hilfe wichtig ist.

Literatur

Heinrichs, N. & Lohaus, A. (2020). *Klinische Entwicklungspsychologie kompakt: Psychische Störungen im Kindes- und Jugendalter* (2. Auflage). Weinheim: Beltz.

Thiel-Bonney, C. & Cierpka, M. (2012). Exzessives Schreien. In M. Cierpka (Hrsg.), *Frühe Kindheit 0–3* (S. 171-198). Heidelberg: Springer.

Teil II

Zweites bis drittes Lebensjahr

Der zweite Abschnitt dieses Buches befasst ich mit den Entwicklungsveränderungen im zweiten und dritten Lebensjahr. Man kann sagen, dass ein Meilenstein der Entwicklung dadurch erreicht wird, dass die Kinder ihren Bewegungsradius durch die Fähigkeit zu laufen entscheidend vergrößern und dadurch eine Vielzahl neuer Erfahrungen machen können. Hinzu kommt als zweiter zentraler Meilenstein die Fähigkeit, sprachlich mit der sozialen Umgebung kommunizieren zu können. Dadurch werden nicht nur die Kommunikationskompetenzen, sondern auch die Denkmöglichkeiten auf ein neues Niveau gehoben. Beide Entwicklungsmeilensteine wirken sich auf eine Vielzahl weiterer Kompetenzen aus.

26

Bilinguale Entwicklung

Hintergrund

In den ersten Lebensjahren besteht eine **besondere Lernbereitschaft für das Erlernen einer Sprache.** Offenbar sind Kinder intuitiv dazu in der Lage, die gehörte Sprache, die in der Umgebung gesprochen wird, zu analysieren und dabei Worte zu isolieren und die grammatische Struktur zu identifizieren. Dies gelingt ihnen nicht nur bei **einer** Sprache, sondern sie können auch **mehrere Sprachen parallel** erwerben.

> Von einer **bilingualen** Entwicklung spricht man, wenn Kinder in ihrem Umfeld mit zwei (oder mehr) Sprachen konfrontiert sind, die sie parallel erlernen.

Wenn in einer Familie beispielsweise zwei Sprachen gesprochen werden, sind Kinder in der Regel in der Lage, beide Sprachen in ähnlicher Weise mühelos zu erlernen. Im Unterschied zum Sprachenlernen von Erwachsenen ist dabei **keine systematische Unterweisung und kein bewusstes Lernen** (z. B. von Vokabeln oder Grammatik) notwendig.

Diese besondere Lernbereitschaft besteht vor allem im **Vor- und Grundschulalter.** Es gibt verschiedene Hinweise darauf, dass das Erlernen neuer Sprachen vor allem **nach der Pubertät deutlich schwerer** wird. So ließ sich beispielsweise zeigen, dass Immigranten, die **als Kind** in einen neuen Sprachraum wechselten, die neue Umgebungssprache (z. B. im Kindergarten oder in der Schule) relativ schnell, mühelos und akzentfrei beherrschten. Immigranten, die **als Erwachsene** in einen neuen Sprachraum wechselten,

A. Lohaus, *Kindliche Kompetenzen,* https://doi.org/10.1007/978-3-662-63051-8_26

hatten dagegen deutlich mehr Probleme und erlernten die neue Sprache häufig nicht mehr akzentfrei (Hakuta et al. 2003). Weiterhin ließ sich auch zeigen, dass **die aktivierten Hirnareale beim Erlernen einer neuen Sprache** bei Kindern und Erwachsenen unterschiedlich sind (Kennison 2014), was ebenfalls darauf hinweist, dass sich die Sprachverarbeitung in unterschiedlichen Entwicklungsabschnitten unterscheidet.

Grundsätzlich ist ein zweisprachiges Aufwachsen für Kinder **nicht mit Nachteilen verbunden,** da sie die Sprachen beiläufig lernen. Es gibt im Gegenteil sogar Hinweise darauf, dass ein bilinguales Aufwachsen **nicht nur die sprachlichen, sondern auch die kognitiven Kompetenzen von Kindern fördert** (Bialystok und Martin 2004; zu einer kritischen Bestandsaufnahme s. auch de Bruin et al. 2015). In aller Regel ist ein bilinguales Aufwachsen, das das Zeitfenster für die besondere Sprachlernbereitschaft im Kindesalter nutzt, eher mit Vorteilen als mit Nachteilen für Kinder verbunden.

Was können Sie beobachten?
Die Auswirkungen eines bilingualen Aufwachsens lassen sich selbstverständlich nur beobachten, wenn Kinder mit einer zweisprachigen Umgebung konfrontiert sind. Dies ist nicht nur dann der Fall, wenn Kinder mit zwei unterschiedlichen Sprachen aufwachsen, sondern auch, wenn es in einer Region **eine Hochsprache und einen Dialekt** gibt. Auch in diesen Fällen ist ein Kind mit zwei Sprachen konfrontiert, die es erlernt.

Bei zweisprachig aufwachsenden Kindern lässt sich gelegentlich beobachten, dass **einzelne Worte aus den Sprachen gemischt** werden. Dies ist jedoch nicht Folge einer Sprachverwirrung, sondern kommt vor allem vor, wenn ein Kind eine **Wortlücke in einer Sprache** hat und dann eine Vokabel aus der anderen Sprache nutzt, um diese Lücke zu überbrücken. In aller Regel sind zweisprachig aufwachsende Kinder jedoch **sehr gut dazu in der Lage, die Sprachen auseinander zu halten.**

Wenn man sowohl ein Kind kennt, das zweisprachig aufwächst, als auch ein Kind, das nur eine Sprache erlernt, kann es interessant sein, die **sprachlichen Kompetenzen beider Kinder zu vergleichen.** Man könnte beispielsweise beide Kinder nach der Bedeutung einzelner Worte fragen oder Bilder von Objekten zeigen und sie benennen lassen. In aller Regel sollten sich dabei keine Nachteile durch das zweisprachige Aufwachsen zeigen. Es ist denkbar, dass **für kurze Zeit leichte sprachliche Verzögerungen** bei dem zweisprachig aufwachsenden Kind auftreten, weil es mit einer **komplexeren Lernsituation** konfrontiert ist. Wenn derartige Verzögerungen überhaupt erkennbar sein sollten, würden sie jedoch in aller Regel schnell wieder ausgeglichen werden.

Was folgt daraus?
Im Allgemeinen **überwiegen die Vorteile bei einem bilingualen Auf-wachsen.** Es ist sogar möglich, dass Kinder mehr als zwei Sprachen parallel erwerben können. **Grenzen** ergeben sich bei einem bilingualen Auf-wachsen dann, wenn für keine der Sprachen ein hinreichendes Sprach-modell vorhanden ist. Die **Kinder benötigen Sprachmodelle,** durch die sie die einzelnen Sprachen korrekt erlernen können (→ Sprachverständnis). Erst mit Sprachmodellen, die die zu erwerbenden Sprachen angemessen repräsentieren, kann ein Kind ein korrektes Sprachverständnis und eine korrekte Sprachproduktion erwerben. Die Kinder lernen **auf der Basis des Sprachinputs,** den sie bekommen, und übernehmen demnach auch die potenziellen Fehler, wenn der Sprachinput nicht der jeweiligen Standard-sprache entspricht.

Es ist vor allem wichtig, dass ein Kind **mindestens eine Sprache korrekt erlernt.** Vor allem die Standardsprache, die in der jeweiligen sozialen Umgebung gesprochen wird, ist dabei von besonderer Bedeutung, weil sie in der Regel für die **Integration eines Kindes in der Vorschule und Schule** besonders wichtig ist. Wenn Kinder möglichst frühzeitig eine Sprach-förderung durch den Besuch einer Vorschule oder Schule (und gegebenen-falls entsprechende Förderprogramme) bekommen, lassen sich **Defizite vielfach noch ausgleichen,** selbst wenn Kinder von ihren unmittelbaren Bezugspersonen keinen hinreichenden Sprachinput in der Standardsprache der Umgebung bekommen haben (z. B. bei Migranten aus einem anderen Sprachkontext).

Um Kinder beim bilingualen Spracherwerb zu unterstützen, kann es hilf-reich sein, **wenn die Sprachen an bestimmte Bezugspersonen gekoppelt sind.** So könnte beispielsweise die Mutter eine Sprache im Umgang mit einem Kind nutzen und der Vater die andere Sprache. Dem Kind wird dadurch die **Trennung der beiden Sprachen erleichtert.** Dies kann den Spracherwerb unterstützen, scheint aber **nicht zwingend** zu sein, weil es viele Beispiele für einen Erwerb zweier Sprachen gibt, bei denen die Bezugs-personen nicht unterschiedliche Sprachen repräsentierten.

Es ist sinnvoll, wenn Kinder **in einem natürlichen Kontext bilingual aufwachsen.** Auf der anderen Seite sollte man sie gleichzeitig **nicht über-fordern,** indem regelrechte Lernprogramme für fremde Sprachen aufgesetzt werden. Kinder lernen fremde Sprachen **intuitiv und stressfrei,** ohne sich dabei besonderen Anstrengungen auszusetzen. Dies sollte bei einer bilingualen Erziehung unbedingt beachtet werden.

Literatur

Bialystok, E., & Martin, M. M. (2004). Attention and inhibition in bilingual children: Evidence from the dimensional change card sort task. *Developmental Science, 7*, 325–339.

De Bruin, A., Treccani, B. & Della Sala, S. (2015). Cognitive advantage in bilingualism: An example of publication bias? *Psychological Science, 26*, 99-107.

Hakuta, K., Bialystok, E. & Wiley, E. (2003). Critical evidence: A test of the critical period hypothesis for second-language acquisition. *Psychological Science, 14*, 31–38.

Kennison, S. M. (2014). *Introduction to language development.* Los Angeles, CA: Sage.

27

Egozentrismus

Hintergrund

Ein Kind im Alter von zwei bis drei Jahren kann sich in der Regel noch nicht in die Perspektive einer anderen Person versetzen.

> Als *Egozentrismus* wird die Unfähigkeit bezeichnet, **eine von der eigenen Perspektive abweichende Perspektive einer anderen Person einzunehmen** (Sodian 2018).

Dies kann an einem **klassischen Versuch** von Piaget und Inhelder (1956) illustriert werden („**Drei-Berge-Versuch**"): Vor einem Kind ist eine Gebirgslandschaft mit drei großen Bergen aufgebaut. Da sich neben den Bergen noch weitere Objekte (wie Häuser, Bäume etc.) in der Gebirgslandschaft befinden, sieht ein Betrachter aus unterschiedlichen Positionen (z. B. links oder rechts von der Gebirgslandschaft) unterschiedliche Landschaftsausschnitte. Das Kind wird nun gebeten zu beschreiben, wie die Landschaft aus der Sicht eines Betrachters aussieht, der von einer anderen Position auf die Gebirgslandschaft blickt (z. B. von der gegenüberliegenden Seite). Die meisten jüngeren Kinder (unterhalb von vier bis fünf Jahren) geben dabei **ihre eigene Perspektive** wieder (und nicht die Perspektive, die sich aus der anderen Position ergibt).

Der Egozentrismus bezieht sich dabei nicht nur auf eine **mangelnde Fähigkeit, die visuelle Perspektive** einer anderen Person einzunehmen. Sie zeigt sich allgemeiner darin, dass ein egozentrisch denkendes Kind Probleme hat, **sich in die mentale Lage einer anderen Person hineinzuversetzen** (→ Perspektivenübernahme). Das Kind geht vielmehr davon aus, dass die andere Person im Wesentlichen denkt und fühlt wie es selbst.

Dies hat vielfältige Konsequenzen. Es bedeutet beispielsweise, dass das Kind möglicherweise die **Intentionen und Wünsche einer anderen Person** nicht versteht, wenn sie von den eigenen Intentionen und Wünschen abweichen. Eine Bezugsperson mag beispielsweise zwar deutlich gesagt haben, dass sie gerade etwas Ruhe benötigt, weil sie erschöpft ist. Dennoch wird sie möglicherweise von einem Kind permanent gestört, weil das Kind sich offenbar nicht in die Lage der Bezugsperson versetzen kann und ihren Wunsch, sich Ruhe zu verschaffen, ignoriert.

Eine weitere Konsequenz eines egozentrischen Denkens zeigt sich im **Sprachgebrauch** (→ Kommunikation). Da die Kinder noch Probleme haben, sich in eine andere Person hineinzuversetzen, gehen sie davon aus, dass der **Wissensstand einer anderen Person dem eigenen Wissensstand entspricht.** Dadurch werden nicht selten **wichtige Informationen ausgelassen,** wenn ein Kind einer anderen Person etwas erzählt. So könnte ein Kind beispielsweise einer Bezugsperson mitteilen, dass das Auto kaputt gegangen ist, ohne dabei zu erwähnen, dass es sich dabei um das eigene Spielzeugauto (und nicht um das Familienauto) handelte. Für die Bezugsperson ist dies jedoch eine entscheidende Information. Im Sprachgebrauch können auch **eigene Intentionen auf andere Personen projiziert werden,** wenn beispielsweise angenommen wird, dass der drei Monate alte Bruder abends weint, weil er nicht fernsehen darf. Auch hier wird nicht verstanden, dass die Intentionen und Wünsche des Bruders vermutlich andere sind als die eigenen.

Hinzu kommt, dass egozentrisch denkende Kinder häufig Probleme haben, **bei Unterhaltungen Gesprächsbeiträge aufeinander zu beziehen** und auf das Gegenüber einzugehen. Dadurch wirken Gespräche vor allem von Gleichaltrigen untereinander in diesem Entwicklungsabschnitt nicht selten noch relativ zusammenhangslos.

Was können Sie beobachten?
Experimente wie der **Drei-Berge-Versuch** von Piaget und Inhelder (1956) lassen sich recht **problemlos im Alltag nachstellen.** Man kann eine Szenerie mit einigen Gegenständen aufbauen, die unterschiedlich aussieht, wenn man sie aus unterschiedlichen Blickwinkeln betrachtet. Man kann das Kind nun fragen, wie die Szenerie aus dem **Blickwinkel des Kindes** und aus dem **Blickwinkel der Bezugsperson,** die an einer anderen Position steht, aussieht. Ein dreijähriges Kind würde mit hoher Wahrscheinlichkeit aus beiden Blickwinkeln die eigene Perspektive beschreiben.

Es hat sich allerdings gezeigt, dass die Fähigkeit, eine andere Perspektive einzunehmen, wesentlich von der **Schwierigkeit der Aufgabe** abhängt. Man kann beispielsweise einem zwei- oder dreijährigen Kind ein Bilderbuch zeigen, auf dessen Vorderseite ein Elefant und auf dessen Rückseite ein Löwe abgebildet ist. Nachdem das Kind beide Seiten betrachtet hat, hält man es so hin, dass man selbst die eine Seite und das Kind die andere Seite sieht. Fragt man nun, was das Kind sieht und was man selbst sieht, werden auch **viele zwei- und dreijährige Kinder** bereits in der Lage sein, die jeweilige Perspektive zu benennen. Diese Aufgabe ist **deutlich weniger komplex als die ursprüngliche Drei-Berge-Aufgabe.** Das Ergebnis zeigt also, dass die Fähigkeit, eine andere Perspektive einzunehmen, **schon bei jüngeren Kindern prinzipiell vorhanden ist,** wenn die Aufgabe entsprechend leicht ist.

Im Alltag lässt sich weiterhin beobachten, dass Kinder gelegentlich **wichtige Informationen bei Mitteilungen vergessen,** weil sie davon ausgehen, dass dies bekannt ist, und weil sie nicht beachten, auf welchem Informationsstand das Gegenüber tatsächlich ist. Auch **nicht aufeinander bezogene Gesprächsbeiträge** von Kindern lassen sich im Vorschulalter beobachten, wenn Kinder miteinander interagieren.

Was folgt daraus?
Grundsätzlich müssen Kinder zunächst einmal **eigene Perspektiven, Wünsche und Intentionen entwickeln,** bevor sie in der Lage sind, daneben auch **andere Perspektiven** zu berücksichtigen und sie **mit den eigenen zu koordinieren.** Die Phase des Egozentrismus ist dementsprechend eine **normale Entwicklungsphase,** die alle Kinder durchlaufen. Für Bezugspersonen bedeutet dies, dass sie ihrerseits berücksichtigen müssen, dass Kinder häufig noch nicht allzu viel Verständnis dafür aufbringen können, dass man als Bezugsperson vielleicht gerade andere Wünsche und Bedürfnisse hat. Wenn Kinder in diesem Alter noch manchmal in ihrem Verhalten etwas ignorant erscheinen, dann ist dies **nicht intendiert,** sondern **Ausdruck ihres noch egozentrischen Denkens.** Es kann jedoch grundsätzlich sinnvoll sein, gelegentlich die unterschiedlichen Perspektiven zu verdeutlichen, um allmählich ein **Verständnis für die abweichende Perspektive eines Gegenübers aufzubauen.**

Man kann beispielsweise in einem Bilderbuch, in dem eine Konfliktsituation dargestellt ist (z. B. ein Streit um ein Spielzeug), nach den Perspektiven der Beteiligten fragen („Was denkt wohl dieses Kind?", „Was möchte wohl jenes Kind?", „Wie könnten sich die beiden einigen?"). Dadurch, dass ein Kind immer wieder gebeten wird, ein Geschehen **aus** der **Sicht eines anderen Kindes** zu beurteilen, kann die Überwindung eines egozentrischen Denkens und die Fähigkeit zum Verständnis einer anderen Perspektive gefördert werden. Dies ist gleichzeitig ein **Beitrag zur Förderung der sozialen Kompetenz**, weil ein Kind, das sich gut in die Lage anderer Kinder hineinversetzen kann, häufig auch weniger Probleme hat, Freunde zu finden und sich in sozialen Gruppen zu integrieren (Carro, D'Adamo & Lozada, 2020; → Gleichaltrigenbeziehungen).

Literatur

Carro, N., D'Adamo, P. & Lozada, M. (2020). An effective intervention can contribute to enhancing social integration while reducing perceived stress in children. *Electronic Journal of Research in Educational Psychology, 18*, 183-201.

Piaget, J., & Inhelder, B. (1956). *The child's conception of space.* London: Routledge.

Sodian, B. (2018). Denken. In W. Schneider & U. Lindenberger (Hrsg.), *Entwicklungspsychologie* (S. 395-422). Weinheim: Beltz.

28

Erste Worte

Hintergrund

Mit der Fähigkeit, Sprache zu nutzen, erschließen sich Kindern neue Möglichkeiten zu einer Kommunikation mit ihrer sozialen Umgebung.

> Es ist ein wichtiger **Meilenstein in der Entwicklung** erreicht, wenn ein Kind erste Worte produzieren kann (meistens in einem Alter von 10 bis 14 Monaten).

Häufig sind es Silbenkombinationen wie „mama" oder „baba", die von den Bezugspersonen typischerweise mit großer Freude registriert werden, weil Sprache die **Kommunikationsmöglichkeiten mit einem Kind auf eine neue Ebene** hebt (→ Kommunikation). In der nun einsetzenden **Einwortphase** steht **ein Wort häufig für einen ganzen Satz.** Wenn das Kind „mama" sagt, kann damit beispielsweise gemeint sein, dass das Kind Milch haben möchte oder mit jemandem spielen möchte und deshalb die Mutter ruft. Mit einem einzelnen Wort wird also weit mehr zum Ausdruck gebracht als das Kind sprachlich artikulieren kann. Gleichzeitig werden Wörter häufig sprachlich vereinfacht, weil dies die Aussprache erleichtert (wie „Nane" anstelle von Banane).

Mit etwa 18 Monaten kommt es zu einem **rapiden Anstieg der Wortanzahl,** die Kinder aktiv nutzen. Es kommt zu einer regelrechten Wortschatzexplosion. Wenn der aktive Wortschatz in einem Alter von ca. 18 bis 24 Monaten noch immer unterhalb von 50 Worten liegt, gelten Kinder als **„Late Talker",** was auf ein **Risiko für die Entstehung einer Sprach-**

© Der/die Autor(en), exklusiv lizenziert durch Springer-Verlag GmbH, DE, ein Teil von Springer Nature 2021
A. Lohaus, *Kindliche Kompetenzen,* https://doi.org/10.1007/978-3-662-63051-8_28

entwicklungsstörung hinweist (Grimm 2012). Bezugspersonen sollten in solchen Fällen eine fachliche Abklärung in Betracht ziehen. Mit etwa 28 Monaten liegt der aktive Wortschatz bei ca. 400 Worten, wobei nun auch zunehmend Funktionswörter (wie Artikel, Hilfsverben oder Präpositionen) hinzukommen (Weinert und Grimm 2018). Für die nachfolgenden Jahre wird eine durchschnittliche **Rate von neun neuerworbenen Wörtern pro Tag** angegeben (Lohaus und Vierhaus 2019).

Wenn der aktive Wortschatz ansteigt, kommt es zur **Bildung erster Wortkombinationen.** Die Kinder bilden nun erstmals Zwei- und Mehrwortsätze. Sie benutzen dabei zunächst eine sogenannte **telegrafische Sprache**, bei der – ähnlich wie in einem Telegrammstil – unnötige Worte (wie beispielsweise Funktionswörter) zunächst ausgelassen werden. Interessant ist dabei, dass selbst Zweiwortsätze **einer gewissen grammatikalischen Regel** folgen. Ein Kind würde beispielsweise in aller Regel „Mama Milch" sagen, aber nicht „Milch Mama". Der vollständige Satz hieße in diesem Fall beispielsweise „Mama, ich will Milch" und die Auslassungen erfolgen so, dass die Reihenfolge der Worte dem vollständigen Satz entspricht.

Im Laufe der weiteren Entwicklung werden zunehmend mehr Worte zu längeren Sätzen zusammengefügt, die nicht mehr (wie am Anfang der Sprachentwicklung) aus **Nomen, Verben und Adjektiven** (wie bei „Milch haben" für „Ich will Milch haben" oder „Milch heiß" für „Die Milch ist zu heiß) bestehen, sondern es kommen zunehmend auch **Funktionswörter** dazu.

Was können Sie beobachten?
Da die Kinder ihre Sprachkompetenzen zunehmend zur Kommunikation nutzen, ist **gerade die Sprachentwicklung gut beobachtbar.** So lassen sich die Wörter, die Kinder am Anfang ihrer Entwicklung nutzen, gut dokumentieren, sodass man beispielsweise erkennen kann, ob die Sprachentwicklung in angemessenen Bahnen verläuft und wichtige Meilensteine (wie etwa die 50-Wörter-Marke, Weinert und Grimm 2018) altersadäquat erreicht werden.

Auch **Tonaufzeichnungen des Sprachverhaltens** in unterschiedlichen Entwicklungsabschnitten können sehr interessant sein, weil sie die Entwicklungsfortschritte sehr deutlich erkennbar werden lassen. So hat beispielsweise ein wissenschaftlicher Mitarbeiter unserer Arbeitsgruppe Tonaufzeichnungen der Sprachproduktionen seiner kleinen Tochter im Alter von 78, 253 und 380 Tagen für die Entwicklungspsychologie-Vorlesung zur Verfügung gestellt, die sehr schön zeigen, wie aus einem ursprünglich recht unartikuliertem Lallen zunehmend strukturierte Sprachäußerungen wurden, die erste Silben erkennbar werden ließen. Dies lässt sich auch im zweiten Lebensjahr problemlos fortsetzen, wobei **kurze Audio- oder Video-sequenzen in gewissem zeitlichem Abstand** interessant sein können.

In diesem Zusammenhang ist auch bemerkenswert, dass manche Sprachäußerungen am Anfang der Entwicklung **nur von den unmittel-baren Bezugspersonen verstanden werden.** Man könnte die Sprachauf-nahmen beispielsweise auch anderen Personen, die nicht mit dem Kind vertraut sind, vorspielen. Wahrscheinlich wird nicht alles, was die unmittel-baren Bezugspersonen einigermaßen problemlos verstehen, auch von fremden Personen korrekt identifiziert.

Man kann sich als Bezugsperson auch von den sprachlichen Lern-leistungen eines Kindes überzeugen. Wenn man beispielsweise drei Stoff-tiere, die ein zwei- bis dreijähriges Kind bisher noch nicht kennt (z. B. Krokodil, Flusspferd und Antilope), einige Male mit den entsprechenden Bezeichnungen benennt (von denen man weiß, dass das Kind sie zuvor noch nicht gehört hat), wird man feststellen, dass **viele Kinder sehr schnell die korrekte Zuordnung lernen** (auch wenn sie die Worte vielleicht noch nicht sprechen können). Wenn man sie bittet, beispielsweise auf die Antilope zu zeigen, werden viele Kinder die Aufgabe korrekt lösen. Dies gelingt in vielen Fällen auch zeitversetzt (wenn die Kinder beispielsweise einige Tage später auf die Antilope oder das Krokodil zeigen sollen).

Was folgt daraus?
Kinder lernen eine Sprache **sehr schnell und intuitiv** ($\rightarrow$ bilinguale Ent-wicklung). Dennoch kann es hilfreich sein, sie **bei der Sprachentwicklung zu unterstützen.** Wichtige Unterstützungsleistungen bestehen beispielsweise in **Spracherweiterungen.** Wenn das Kind beispielsweise sagt „Da Fant", dann erweitern Bezugspersonen die Sprachäußerung häufig, indem sie sagen „Ja, da ist ein Elefant". Das Kind lernt dadurch nicht nur die korrekte Aus-sprache des Wortes „Elefant", sondern auch, wie der vollständige Satz lauten würde. Auch unmittelbare **Korrekturen von sprachlichen Fehlern** (z. B. Es heißt nicht „Er gehte", sondern „Er ging") gehören zu diesen Unter-stützungsleistungen.

Hinzu kommen **Unterstützungsleistungen bei der Wortschatzent-wicklung.** Vielfach erklären die Bezugspersonen einem Kind, wie ein Objekt benannt wird. Häufig schauen oder zeigen dabei sowohl das Kind als auch die Bezugsperson auf das entsprechende Objekt, wobei die Bezugs-person die zugehörige Bezeichnung benennt. Dies wird auch als **geteilte Aufmerksamkeit** bezeichnet, da sowohl das Kind als auch die Bezugsperson ihre Aufmerksamkeit auf ein Objekt richten, so dass klar ist, was gemeint ist, wenn die Bezugsperson das Objekt benennt.

Im Laufe der Entwicklung entdecken Kinder dann, dass sie auch **aktiv eine Benennung einfordern** können. Sie lernen, nach der Bezeichnung für ein Objekt zu fragen (beispielsweise „Ist das?" für „Was ist das?") und erwarten nun, von der Bezugsperson die entsprechende Bezeichnung zu erfahren. **Fragen** (wie beispielsweise auch „Warum"-Fragen) eröffnen einem Kind ein ganz **neues Spektrum für sprachliche Lernerfahrungen.** Bezugspersonen, die sich genügend Zeit für sprachliche Erklärungen nehmen, bieten einem Kind dabei eine angemessene Lerngrundlage. Auch die **Zuhilfenahme anderer Lernquellen** (wie beispielsweise Bilderbücher etc.) kann hier eine gute Unterstützung sein.

Viele Bezugspersonen passen ihre Sprache (z. B. durch Vereinfachung) so an, dass sie den jeweiligen Verständnismöglichkeiten ihres Kindes entsprechen. Man kann insgesamt davon ausgehen, dass die meisten Bezugspersonen über eine **intuitive Didaktik** verfügen, um ihre Kinder bei der Sprachentwicklung zu unterstützen.

Literatur

Grimm, H. (2012). *Störungen der Sprachentwicklung* (3. Aufl.). Göttingen: Hogrefe.

Lohaus, A. & Vierhaus, M. (2019). *Entwicklungspsychologie des Kindes- und Jugendalters*. Heidelberg: Springer.

Weinert, S. & Grimm, H. (2018). Sprachentwicklung. In W. Schneider & U. Lindenberger (Hrsg.), *Entwicklungspsychologie* (S. 445-469). Weinheim: Beltz.

29

Kategorisierungsleistungen

Hintergrund

Die Fähigkeit, Objekte oder Ereignisse zu kategorisieren, ist grundlegend, **um die Umgebung zu strukturieren.**

> Für einen Säugling, der sich in der Welt zurechtfinden muss, ist es absolut elementar, Objekte und Ereignisse, die sich ähneln, **zu Einheiten zusammenzufassen bzw. zu kategorisieren.**

So kann es beispielsweise (insbesondere auch aus einer evolutionsbiologischen Perspektive) ausgesprochen hilfreich sein, gefährliche Tiere von ungefährlichen Tieren unterscheiden zu können, um entsprechend reagieren zu können (mit Vermeidung oder Annäherung). Das Gehirn eines Kindes muss also von Beginn der Entwicklung an darauf ausgelegt sein, Gemeinsamkeiten und Unterschiede zwischen Objekten oder Ereignissen zu identifizieren. Ähnliche Objekte oder Ereignisse können dann **zu einer Kategorie zusammengefasst werden,** die mit einer **einheitlichen Reaktion** verbunden werden können.

Tatsächlich ließ sich zeigen, dass schon drei und vier Monate alte Kinder, die über einen längeren Zeitraum immer wieder Bilder von Katzen gesehen hatten und allmählich das Interesse an Katzenbildern verloren, plötzlich wieder interessiert schauten, als nach der Katzenserien ein Bild von einem Hund gezeigt wurde (Quinn und Eimas 1996). Die Kinder hatten also

A. Lohaus, *Kindliche Kompetenzen,* https://doi.org/10.1007/978-3-662-63051-8_29

offensichtlich eine **Kategorie für Katzen** gebildet und konnten den Hund als nicht zu dieser Kategorie gehörend identifizieren.

Für die Kategorisierungsleistungen spielen am Anfang der Entwicklung vor allem gut erkennbare **äußere Ähnlichkeiten** eine Rolle (z. B. das Vorhandensein eines Fells), erst später gewinnen dann auch **funktionale oder kausale Merkmale** an Bedeutung. So können beispielsweise Fernbedienungen sehr unterschiedlich aussehen, ihre gemeinsame Funktion besteht jedoch darin, dass man damit ein Gerät bedienen kann. Je älter die Kinder werden, desto stärker treten funktionale und kausale Merkmale bei der Kategorienbildung in den Vordergrund. Gleichzeitig nimmt die **Differenziertheit der Kategorisierungen** zu, indem **Hierarchiebildungen** entstehen (mit über- und untergeordneten Kategorien, z. B. Lebewesen – Säugetiere – Hunde – Terrier). In aller Regel werden dabei zunächst relativ globale Kategorien gebildet (z. B. Hunde), bevor dann spezifische Unterkategorien entstehen (z. B. Terrier).

Kategorisierungsleistungen bilden eine wichtige **Basis für die Sprachentwicklung** (→ Erste Worte). Es ist erst dann sinnvoll, mit Sprachsymbolen zu operieren, wenn klar ist, für welche Objekt- oder Ereigniskategorien die Sprachsymbole stehen. Das Wort „Stuhl" bezeichnet nun eine ganze Klasse von Objekten, die typische Eigenschaften gemeinsam haben (man kann darauf sitzen), auch wenn sie sich in manchen Eigenschaften unterscheiden (z. B. die Beschaffenheit der Sitzfläche). Im Laufe der Entwicklung gibt es dabei sowohl die **Wirkrichtung,** dass das Kind zunächst eine Kategorie bildet, die es dann mit einem Sprachsymbol belegt, als auch die umgekehrte Wirkrichtung, dass eine Bezugsperson ein Wort nennt und das Kind sich dann die Kategorie erschließt (also versucht herauszufinden, welche Objektklasse mit diesem Sprachsymbol gemeint ist; Weinert und Grimm 2018).

Was können Sie beobachten?
Vor allem im Zusammenhang mit der Sprachentwicklung lässt sich die Kategorienbildung recht gut beobachten. Wenn ein Kind erste Worte erlernt, ist häufig beobachtbar, dass ein Wort offenbar für eine **zu breite Objektkategorie** steht. So findet man nicht selten, dass ein Kind das Wort „Ball" nicht nur für Spielbälle, sondern auch für andere kugelförmige Objekte (wie beispielsweise Orangen) benutzt. Dadurch wird erkennbar, dass das Kind in die Kategorie „Ball" weit mehr Objekte einsortiert, als dies üblicherweise der Fall ist. Das Kind geht dabei offenbar von der äußeren Form aus, die eine gewisse Ähnlichkeit suggeriert. Es bleibt dabei allerdings ungeklärt, ob das Kind **die Objekte tatsächlich zusammengruppiert** oder ob es beide Objektklassen (Bälle und Orangen) **eigentlich sehr wohl**

differenziert, dass ihm dabei aber der Sprachbegriff für Orangen fehlt, sodass es auf „Ball" zurückgreift, weil eine gewisse Ähnlichkeit der Formen besteht und der eigentliche Sprachbegriff noch nicht bekannt ist.

Umgekehrt können Sprachbegriffe am Anfang der Entwicklung auch für eine **zu eng gefasste Objektkategorie** stehen. Wenn beispielsweise das eigene Kaninchen „Lenny" heißt, werden alle Kaninchen als Lenny bezeichnet. Das Kind muss nun also lernen, dass Lenny für ein spezifisches Kaninchen (bzw. ein Exemplar der Kategorie Kaninchen) steht und dass die Kategorie insgesamt breiter gefasst ist (und auch sprachlich anders bezeichnet wird).

Vor allem im Zusammenhang mit der **Sprachentwicklung** lassen sich also **Kategoriebildungsprozesse relativ gut beobachten.** In diesem Zusammenhang ist es auch denkbar, einem Kind eine Vielzahl von Objekten der gleichen Kategorie zu zeigen (z. B. eine Vielzahl von Hunden verschiedener Hunderassen) und nach einiger Zeit einige Bilder anderer Tierarten (z. B. einen Löwen, einen Dachs, einen Bieber etc.) dazwischen zu mischen. Wenn das Kind Sprache verstehen kann, könnte man jeweils fragen, ob auf dem Bild ein Hund abgebildet ist oder nicht. Auch dadurch lassen sich **Rückschlüsse auf die Kategorisierungsleistungen** des Kindes ziehen.

Was folgt daraus?
Kategorisierungsprozesse sind zwingend erforderlich, um **Ordnung in die Vielfalt der Informationen** zu bringen, die Kinder aus ihrer Umgebung erhalten. Kinder sind daher vom Beginn ihrer Entwicklung an bestrebt, durch Kategorisierungen ihre Umgebung zu strukturieren. Da bestimmte Merkmale bei den meisten Mitgliedern einer Kategorie gemeinsam auftreten, kommt es bei der Kategoriebildung darauf an, die **gemeinsam variierenden Merkmale zu identifizieren** (z. B. das Vorhandensein von Flügeln und die Fähigkeit zu fliegen, die die meisten Vögel auszeichnet).

Es kann hilfreich sein, **Kinder in ihren Bemühungen zur Kategorisierung zu unterstützen.** Eine Möglichkeit dazu ist beispielsweise, auf die charakterisierenden Merkmale einer Kategorie hinzuweisen (z. B. ein Vogel hat Flügel und kann meistens fliegen). Wenn dann auch noch einige typische Exemplare der Kategorie gezeigt werden, lernen die Kinder nicht nur einzelne (prototypische) Exemplare kennen, sondern wissen auch noch, was die Kategorie auszeichnet und von anderen Kategorien (z. B. anderen Tieren) unterscheidet.

Auch bei der **Zuordnung von sprachlichen Begriffen zu Kategorien** von Objekten oder Ereignissen können Bezugspersonen unterstützen. So könnten Bezugspersonen beispielsweise darauf hinweisen, dass die fälschlich als Ball bezeichnete Orange zur Kategorie der Orangen gehört und andere Eigenschaften hat als ein Ball: Sie kann nicht springen wie ein Ball und sie ist essbar. Das Kind hat nun – auch sprachlich – **eine neue Objektkategorie gewonnen.** Die Bezugspersonen können dementsprechend **Hinweis- und Korrekturfunktionen** (→ Erste Worte) übernehmen, um einem Kind dadurch – dem Entwicklungsstand angemessene – Hilfen bei der Kategorisierung zu bieten.

Literatur

Quinn, P. C. & Eimas, P. D. (1996). Perceptual organization and categorization in young infants. In C. Rovee-Collier & L. P. Lipsitt (Eds.), *Advances in infancy research* (Vol. 10, pp. 1–36). Norwood, NJ: Ablex.

Weinert, S. & Grimm, H. (2018). Sprachentwicklung. In W. Schneider & U. Lindenberger (Hrsg.), *Entwicklungspsychologie* (S. 445-469). Weinheim: Beltz.

30

Laufen

Hintergrund

Durchschnittlich mit 11 Monaten können die meisten Kinder **selbstständig stehen,** wobei das Altersspektrum dabei zwischen 9 und 16 Monaten variiert. Mit ca. 12 Monaten können Kinder dann durchschnittlich **selbstständig die ersten Schritte gehen** (auch hier mit einer großen Variationsbreite zwischen ca. 9 und 17 Monaten; Fogel 2001).

> Der Erwerb der Fähigkeit, auf zwei Beinen **laufen** zu können, gehört zu den **wichtigsten Meilensteinen der Entwicklung im zweiten Lebensjahr.**

Mit der Fähigkeit zu laufen verändert sich gleichzeitig der Aktionsradius eines Kindes erheblich. Die Kinder können nun auch vergleichsweise größere Strecken effektiver bewältigen. Hinzu kommt, dass sich auch das Sichtfenster verändert. Da die Augenpartie beim aufrechten Gang deutlich höher orientiert ist als beispielsweise bei einem krabbelnden Kind, kann nun auch die Umgebung besser überblickt werden. Insgesamt stehen dadurch deutlich mehr Informationsquellen zur Verfügung. Mit dem aufrechten Gang wird dementsprechend auch **zur kognitiven Stimulation beigetragen.**

Zu Beginn der Entwicklung des Laufens ist der **Gang ausgesprochen unsicher.** Dies liegt daran, dass die Kinder noch Schwierigkeiten haben, ihre **Muskeln adäquat zu koordinieren.** Weiterhin ist auch der **Gleichgewichtssinn noch nicht hinreichend ausgeprägt,** um ein sicheres

© Der/die Autor(en), exklusiv lizenziert durch Springer-Verlag GmbH, DE, ein Teil von Springer Nature 2021
A. Lohaus, *Kindliche Kompetenzen*, https://doi.org/10.1007/978-3-662-63051-8_30

Stehen oder Gehen zu ermöglichen. Während die Beinbewegungen bei Erwachsenen sehr symmetrisch erfolgen, findet sich am Anfang häufig ein eher watschelnder Gang, der gelegentliche asymmetrische Ausgleichsschritte erfordert, um ein Fallen zu vermeiden. Es dauert etwa **sechs Monate,** bis sich die Laufbewegungen eines Kindes soweit stabilisiert haben, dass ein **weitgehend sicherer Gang erfolgen** kann (Clark et al. 1988).

Besondere Schwierigkeiten bereitet den Kindern zunächst noch jede **Form von Hindernissen.** So führen beispielsweise abschüssige, ansteigende und unebene Flächen häufig zu Problemen beim Laufen (Adolph 1997). Weiterhin präferieren Kinder beim Beginn des Laufens matt erscheinende Oberflächen vor glänzenden Oberflächen (Fogel 2001). Auch Treppen bereiten zunächst noch große Schwierigkeiten, wobei die Fähigkeit zum Hinabsteigen in der Regel später erworben wird als die Fähigkeit zum Hinaufsteigen. Dies mag einerseits daran liegen, dass das **Hinabsteigen größere Anforderungen** an die Koordination von beteiligten Muskelgruppen und Gleichgewichtssinn stellt, andererseits aber auch an dem Blick auf die tiefe Seite der Treppe beim Hinabsteigen, der **Ängste hervorrufen kann** (→ Tiefenwahrnehmung).

Was können Sie beobachten?

Es gibt **typische Entwicklungsschritte** beim Laufenlernen, die sich in aller Regel gut beobachten lassen. Nach einer Phase des Krabbelns, die viele (aber nicht alle) Kinder durchlaufen (→ Motorik), beginnen die Kinder typischerweise, sich an Möbelstücken (wie Sofas oder Stühlen) hochzuziehen. Sie entdecken nun, dass sie sich durch Entlanghangeln an den Möbelstücken fortbewegen können. Häufig folgt dann eine Phase, in der mit ersten selbstständigen Schritten Lücken überbrückt werden (z. B. zwischen einem Möbelstück und der Bezugsperson, die das Kind mit offenen Armen in kurzer Entfernung lockt). Allmählich steigert das Kind dann die Distanz, die es, ohne sich festzuhalten, durch Laufbewegungen überwinden kann.

Es ist ebenfalls zu beobachten, dass einem Kind zu Beginn des Laufens **besondere Herausforderungen** Probleme bereiten. Wenn es beim Laufen auf eine schiefe Ebene gerät oder ein Bodenbelag (wie eine unvertraute glänzende Fläche) zu Verunsicherung führt, reagieren viele Kinder damit, **in eine Kriechposition zu wechseln.** Das Laufen ist noch mit viel Unsicherheit verbunden und mit dem Wechsel in eine (vertraute) Kriechposition sind potenzielle Gefahren abgewehrt.

Auch beim **Besteigen einer Treppe** wechseln Kinder zunächst häufig zurück in eine Kriechposition, auch wenn sie prinzipiell laufen können. Ein selbstständiges Treppensteigen (aufwärts) ist erst mit etwa 20 Monaten und ein Hinabsteigen mit 24 Monaten zu beobachten (auch hier mit **großen individuellen Unterschieden**). Gerade beim Treppensteigen wird deutlich, dass die Motorikentwicklung auch jenseits eines Alters von zwei Jahren bei weitem nicht abgeschlossen ist. So können Kinder beispielsweise **erst mit etwa drei Jahren im Wechselschritt Treppen steigen,** während sie zuvor in der Regel nur mit jeweils einem Bein herauf- oder herabsteigen und das andere Bein nachziehen.

Eine Besonderheit bei der Entwicklung der Motorik besteht darin, dass dies ein Entwicklungsbereich ist, bei dem sich **gut typische Entwicklungsabfolgen beobachten** lassen. Auch wenn das Alter, in dem die einzelnen Entwicklungsschritte erreicht werden, variieren kann, ist die Abfolge dennoch häufig sehr ähnlich. Wegen der guten Beobachtungsmöglichkeiten bietet sich gerade bei der Motorikentwicklung **ein Tagebuch** (aber auch Videoaufzeichnungen) an, wenn man daran interessiert ist, die Entwicklungsschritte festzuhalten.

Was folgt daraus?

Wie **kulturvergleichende Studien** zeigen, haben unterschiedliche Förderstrategien einen Einfluss auf die Motorikentwicklung. So werden Kinder in Kamerun vom Beginn an **sehr aktiv hinsichtlich ihrer Motorikleistungen** gefördert, um ihre motorische Selbstständigkeit zu unterstützen. Obwohl zunächst im Alter von drei und sechs Monaten deutliche Effekte auf die Motorikentwicklung zu verzeichnen sind, die im Verhältnis zu einer Vergleichsgruppe deutscher Säuglinge **deutlich fortgeschritten** ist, verschwindet dieser Effekt im Alter von 40 Monaten weitgehend (Lohaus et al. 2014). Umgekehrt wurden Kinder in traditionell lebenden Hopi-Familien (einer indianischen Ethnie) über die ersten sechs Monate, teilweise sogar über das gesamte erste Lebensjahr durch die Nutzung eines Wickelbretts **in ihrer motorischen Bewegungsfreiheit deutlich eingeschränkt** (Dennis und Dennis 1991). Auch hier finden sich keine längerfristigen Effekte auf die Motorik: Die Kinder lernen ohne größere zeitliche Verzögerung zu laufen (verglichen mit Familien aus Hopi-Familien, die das traditionelle Einwickeln der Kinder aufgegeben hatten).

Es wird jedoch auch von chinesischen Kindern berichtet, die aufgrund von beengten Wohnverhältnissen in städtischen Regionen unter sehr einschränkenden Bedingungen aufwachsen und sehr wenig motorische Förderung erhalten. Sie werden typischerweise auf ein Bett gelegt, das mit dicken Kissen umrandet ist, um ein Herunterfallen zu verhindern. Das Bett ist häufig sehr weich und bietet nicht genügend Widerstand, um sich beispielsweise aufrichten zu können. Insgesamt ist die **motorische Stimulation dadurch deutlich reduziert.** Hier wird allerdings über eine deutliche **Verzögerung der Motorikentwicklung** (um ca. drei Monate) im Verhältnis zu den Normwerten aus anderen Populationen berichtet (Campos et al. 2000).

Insgesamt kann man aus der vorliegenden Forschungsliteratur die Schlussfolgerung ziehen, dass eine Förderung der Motorikentwicklung in einem begrenzten Umfang möglich sein dürfte, dass jedoch gleichzeitig **durch die erforderlichen physischen Reifungsvorgänge Grenzen gesetzt werden.** Hinzu kommt, dass der durch die Förderung **erzielte Gewinn häufig im Laufe der weiteren Entwicklung wieder aufgewogen** wird. Auch wenn ein Kind beispielsweise etwas später laufen lernt als andere Kinder, wird es später in seinem Laufverhalten kaum von anderen Kindern unterscheidbar sein. Auch ein **deutlicher Gewinn bei der kognitiven Entwicklung** durch eine stärkere Stimulation aufgrund der Fähigkeit zu laufen ist empirisch kaum belegbar.

Lediglich bei **stärkeren Abweichungen von den angegebenen Richtwerten** zum Beginn des Laufenlernens sollte darüber nachgedacht werden, einen **Kinderarzt** zu konsultieren und gegebenenfalls **Frühförderangebote** zur Motorikförderung in Anspruch zu nehmen. Ansonsten werden individuelle Unterschiede in aller Regel später wieder aufgeholt.

Zu bedenken ist jedoch, dass manchen Kindern die **potenziellen Gefahren, die mit dem Laufen verbunden sein können,** noch nicht hinreichend bewusst sind. Es ist daher wichtig, **gefährliche Regionen** abzusichern bzw. im Auge zu behalten. Dies gilt beispielsweise für **Treppenabgänge oder Gewässer** (wie Teiche), bei denen häufig gerade der Uferbereich abschüssig ist. Da Kinder, die zu laufen beginnen, vielleicht zwar mit ebenen, nicht aber mit schiefen Flächen zurechtkommen, ist es wichtig, auch dies zu bedenken.

Literatur

Adolph, K.E. (1997). Learning in the development of infant locomotion. *Monographs of the Society for Research in Child Development, 62*, 1-140.

Campos, J.J., Anderson, D.I., Barbu-Roth, M.A., Hubbard, E.M., Hertenstein, M.J. & Witherington, D. (2000). Travel broadens the mind. *Infancy, 1*, 149-219.

Clark, J.E., Whitall, J. & Phillips, S.J. (1988). Human interlimb coordination: The first months of independent walking. *Developmental Psychobiology, 21*, 445-456.

Dennis, W. & Dennis, M.G. (1991). The effect of cradling practices upon the onset of walking in Hopi children. *The Journal of Genetic Psychology, 152*, 563-572

Fogel, A. (2001). *Infancy – Infant, family and society*. Belmont: Wadsworth.

Lohaus, A., Lamm, B., Keller, H., Teubert, M., Fassbender, I., Glüer, M. Borchert, S., Vöhringer, I., Teiser, J., Freitag, C., Suhrke, J., Knopf, M. & Schwarzer, G. (2014). Gross and fine motor differences between Cameroonian and German children aged 3 to 40 months: Results of a cross-cultural longitudinal study. *Journal of Cross-Cultural Psychology, 45*, 1328-1341.

31

Lügen

Hintergrund

Am Anfang ihrer Entwicklung sind Kinder noch **nicht zu einem bewussten Lügen** in der Lage. Um lügen zu können, muss man eine andere Person täuschen können.

> Um **lügen** zu können, muss man wissen, dass eine andere Person nicht wissen kann, was man selbst denkt oder fühlt. Erst dann kann es gelingen, eine andere Person über das eigene Denken oder Fühlen zu täuschen.

Nach Evans und Lee (2013) lassen sich bei Kindern **in einem Alter von zwei bis drei Jahren** erstmals sachlich unwahre Äußerungen und erste Hinweise auf ein Täuschungsverhalten finden. Erst **in einem Alter von etwa vier Jahren** verstehen Kinder jedoch, dass eine andere Person den wahren Sachverhalt nicht kennt und dass es daher möglich ist, sie in einen falschen Glauben zu versetzen (→ Theory of Mind). Man erkennt daran, dass die **kognitive Entwicklung** an diesem Entwicklungsschritt einen entscheidenden Anteil hat. Erst wenn die Kinder kognitiv dazu in der Lage sind, zwischen dem eigenen Wissen und dem Wissen des Gegenübers zu unterscheiden, ist bewusstes Lügen durch Täuschung des Gegenübers möglich.

Ein schönes Beispiel für diesen Entwicklungsschritt findet sich in Lohaus und Vierhaus (2019). In dem Beispiel tauschen ein drei- und ein fünfjähriges Kind abends die Betten und warten auf den Gute-Nacht-Kuss der

Eltern. Tatsächlich fallen die Eltern zur großen Freude beider Kinder auf die Täuschung herein und sprechen sie wegen des Bettwechsels mit dem falschen Namen an. Die Freude des dreijährigen Kindes geht dabei wahrscheinlich auf die Verwechslung der Namen durch die Eltern zurück, während die Freude des fünfjährigen Kindes vermutlich daher rührt, dass es gelungen ist, **die Eltern durch den Wechsel des Bettes zu täuschen.**

Eine bewusste Täuschung kann mit zunehmendem Alter nicht nur verbal erfolgen. Auch **nonverbale Täuschungen** durch entsprechende Verhaltensäußerungen sind möglich. So können ältere Vorschulkinder auch ihren **Gefühlsausdruck** so verändern, dass er nicht den wahren Gefühlen entspricht. Wenn ein Kind beispielsweise ein Geschenk erhält, das nicht den eigenen Wünschen entspricht, kann es dennoch bemüht sein, Freude zu zeigen, um die schenkende Person nicht zu enttäuschen. Eine **Diskrepanz zwischen Gefühl und Gefühlsausdruck** findet man in den ersten Lebensjahren dagegen nicht (→ Primäre Emotionen). Der Gefühlsausdruck ist in den ersten Lebensjahren durchweg authentisch (und daher sind die Gefühle eines kleinen Kindes für Bezugspersonen noch sehr einfach anhand des Gefühlsausdrucks ablesbar).

Was können Sie beobachten?
Ein **einfaches Täuschungsverhalten** lässt sich teilweise schon sehr frühzeitig beobachten. Nicht selten kommt es beispielsweise vor, dass kleine Kinder nach der Geburt eines Geschwisterkindes Verhaltensweisen zeigen, die sie eigentlich bereits überwunden hatten (z. B. indem sie wieder Windeln tragen möchten). Sie **täuschen also einen früheren Entwicklungsstand** vor. Hier geht es jedoch lediglich darum, mehr **Aufmerksamkeit seitens der Bezugspersonen** zu erhalten. Dazu wird auf Verhaltensweisen zurückgegriffen, mit denen dies früher erfolgreich möglich war (und die auch das neue Geschwisterkind nun zeigt). Hier wird also lediglich ein (früher) erfolgreiches Verhalten eingesetzt, ohne dass eine bewusste Täuschung unter Berücksichtigung des angenommenen Wissensstandes der Bezugsperson stattfindet.

Um kindliches Lügen zu beobachten, wird häufig eine **Anreizsituation mit einem Verbot belegt** und es wird dann geschaut, wie ein Kind reagiert. So könnte man beispielsweise auf den Tisch vor einem Kind ein mit einem Tuch verdecktes Geschenk stellen und darum bitten, das Geschenk nicht anzuschauen, während man kurz den Raum verlässt. Mit einer Kamera wird dann erfasst, ob das Kind versucht, einen Blick auf das verborgene Geschenk zu erhaschen. Danach wird das Kind gefragt, ob es das Geschenk angeschaut hat. Ein Kind, das lügt, würde nun sagen, dass es das Geschenk nicht angeschaut hat, obwohl das aufgenommene Video das Gegenteil zeigt. In der Studie von Evans und Lee (2013), in der dieses Verfahren eingesetzt wurde, zeigte sich, dass 80 % der zwei- und dreijährigen Kinder das Verbot missachteten. Wenn sie dann gefragt wurden, ob sie sich das Geschenk angeschaut hatten, waren die meisten zweijährigen Kinder ehrlich und gaben zu, dass sie einen Blick darauf geworfen hatten. Mit zunehmendem Alter stieg dann der Anteil der Kinder, die leugneten, das Geschenk angeschaut zu haben, und die dementsprechend gelogen hatten.

Man kann relativ problemlos **ähnliche Situationen im Alltag herstellen** und das Verhalten des eigenen Kindes in einer solchen Situation beobachten. Dadurch lässt sich erkennen, ob Kinder die Fähigkeit besitzen, ein eigenes „Fehlverhalten" zu leugnen und wie geschickt sie dabei vorgehen. Es kommt dabei nicht darauf an, ein Kind mit seiner Lüge zu konfrontieren. Das Verfahren bietet zwar die Möglichkeit, die **Kompetenz zur Täuschung** zu erkennen, sollte aber nicht genutzt werden, um den moralischen Zeigefinger zu erheben. Auch bei den Studien zu diesem Thema geht es vor allem um die **Entwicklung des Täuschungsverhaltens.**

Was folgt daraus?
Dass die Fähigkeit zu bewusstem Lügen und zu bewusster Täuschung **nicht unbedingt negativ zu bewerten** ist, lässt sich daran erkennen, dass diese Kompetenz mit den kognitiven Fähigkeiten eines Kindes zusammenhängt (Evans et al. 2011). Demnach kann man die Kompetenz zum Lügen durchaus auch als Ausdruck von Intelligenz sehen. Tatsächlich gehört Intelligenz dazu, nicht nur zu lügen, sondern auch, dabei so geschickt vorzugehen, dass man nicht dabei ertappt wird.

Hinzu kommt, dass es für ein Kind **in einer Notsituation hilfreich** sein kann, wenn es über diese Kompetenz verfügt („Notlüge"). Auch eine **Lüge aus Höflichkeit,** um die Gefühle einer anderen Person nicht zu verletzen, kann in diesem Sinne nützlich sein. Es kann dementsprechend auch ein **Ausdruck sozialer Kompetenz** sein, wenn ein Kind über die Kompetenz zum Lügen verfügt (und dabei auch Geschick an den Tag legt).

Auf der anderen Seite sollten **Lügen eher eine Ausnahme** bleiben und nicht zum Regelfall werden. Daher kann es sinnvoll sein, mit Kindern zu besprechen, dass lügen eine Ausnahme sein sollte und dass es in aller Regel sinnvoll ist, bei der Wahrheit zu bleiben. Vor allem mit älteren Vorschulkindern kann man besprechen, dass beispielsweise die Vortäuschung von Bauchschmerzen, um nicht in den Kindergarten gehen zu müssen, zwar erfolgreich sein kann. Auf der anderen Seite wissen die Bezugspersonen bei häufigerem Lügen **nicht mehr zu unterscheiden, wann tatsächlich Bauch-**

schmerzen vorliegen und wann nicht. Sie sind dadurch sehr verunsichert und können sich vielleicht nicht mehr adäquat um das Kind kümmern. Ab einem gewissen Alter können Kinder diese Zusammenhänge verstehen und in ihrem Verhalten berücksichtigen.

Literatur

Evans, A.D., Xu, F. & Lee, K. (2011). When all signs point to you: Lies told in the face of evidence. *Developmental Psychology, 47*, 39-49.

Evans, A.D. & Lee, K. (2013). Emergence of lying in very young children. *Developmental Psychology, 49*, 1958-1963.

Lohaus, A. & Vierhaus, M. (2019). *Entwicklungspsychologie des Kindes- und Jugendalters*. Heidelberg: Springer.

32

Schlaf-Wach-Rhythmus

Hintergrund

Im Alter von zwei bis drei Jahren **reduziert sich die Schlafdauer** deutlich. Die mittlere Schlafdauer sinkt von etwa 16 h im Neugeborenalter auf nunmehr 9 bis 10 h je Nacht (→ Schlaf). Hinzu kommen häufig noch **kürzere Schlafepisoden am Tag** („Mittagsschlaf"), sodass eine Gesamtschlafdauer von ca. 11,5 bis 13 h über 24 h hinweg resultiert (Patterson 2008).

> Der **Schlaf-Wach-Rhythmus** bezieht sich auf den regelmäßigen Wechsel zwischen Schlaf- und Wachphasen über einen Zeitraum von 24 h, wobei hier vor allem die Entwicklungsveränderungen im Schlaf-Wach-Rhythmus im Vordergrund des Interesses stehen.

Der größte Teil der Kinder schläft nachts durch, wobei viele Kinder auch **Selbstberuhigungsstrategien** gelernt haben, mit denen es ihnen gelingt, bei einem Erwachen wieder einzuschlafen, ohne die Bezugspersonen zu wecken. Andere Kinder benötigen noch immer **Unterstützung durch die Bezugsperson,** wobei dies sowohl für das Einschlafen als auch für das Durchschlafen gilt. Nach den Angaben der Deutschen Gesellschaft für Kinder- und Jugendpsychiatrie, Psychosomatik und Psychotherapie (2015) gilt dabei als problematisch, wenn die **durchschnittliche Einschlafzeit** jenseits eines Alters von einem Jahr mehr als 30 min beträgt und wenn ein Kind nur mit Einschlafhilfen seitens der Bezugspersonen einschläft. Beim **Durchschlafen** gilt wiederum als problematisch, wenn ein Kind mehr als drei Mal in mindestens fünf Nächten je Woche aufwacht, dann ohne Hilfen

© Der/die Autor(en), exklusiv lizenziert durch Springer-Verlag GmbH, DE, ein Teil von Springer Nature 2021
A. Lohaus, *Kindliche Kompetenzen*, https://doi.org/10.1007/978-3-662-63051-8_32

der Bezugspersonen nicht wieder einschläft und die Aufwachperioden durchschnittlich mehr als 20 min betragen (s. auch Heinrichs und Lohaus 2020).

Erwähnenswert ist weiterhin, dass sich nicht nur die Schlafdauer über das Alter hinweg reduziert, sondern dass sich auch die **Anteile zwischen aktivem Schlaf (mit schnellen Augenbewegungen) und ruhigem Schlaf (Tiefschlaf, ohne schnelle Augenbewegungen)** über das Alter hinweg verschieben. Während der Anteil des aktiven Schlafs in den ersten Lebenswochen noch bei ca. 50 % bis 60 % liegt, sinkt er bereits im Alter von sechs Monaten auf etwa 25 % ab (Schneider und Schlarb 2017). Bis zu einem Alter von drei bis vier Jahren erfolgt ein weiteres Absinken bis auf etwa 20 %, wobei das Verhältnis zwischen aktivem und ruhigem Schlaf danach etwa konstant bei 20 % bleibt (→ Schlaf).

Was können Sie beobachten?

Grundsätzlich kann man davon ausgehen, dass auch jenseits des ersten Lebensjahres **nicht selten Ein- und Durchschlafprobleme** bei Kindern zu beobachten sind. Da die Bezugspersonen dabei häufig involviert sind, ist es sehr wahrscheinlich, dass sie auch ohne gezielte Beobachtung bemerkt werden. Man kann jedoch auch ein **Schlaftagebuch** führen, um die Beobachtungen zu systematisieren und um Hinweise darauf zu gewinnen, ob die oben genannten Kriterien der Deutschen Gesellschaft für Kinder- und Jugendpsychiatrie, Psychosomatik und Psychotherapie erfüllt werden. Ob ein Verhalten als problematisch zu bewerten ist oder nicht, hängt allerdings **nicht nur von den definierten Kriterien** ab, sondern vor allem auch davon, ob **die Bezugspersonen das Verhalten als störend** empfinden. Hier kann die Schwelle sehr unterschiedlich sein und Bezugspersonen können möglicherweise auch ein Schlafverhalten, das die Kriterien nicht erfüllt, als problematisch empfinden, oder umgekehrt ein Verhalten, das die Kriterien mehr als erfüllt, als unproblematisch ansehen. Grundsätzlich ist dabei das **subjektive Empfinden** wichtiger als die objektive Lage.

Um Ansatzpunkte für eine Änderung des kindlichen Ein- und Durchschlafverhaltens zu finden, ist es sinnvoll, nicht nur das Verhalten des Kindes zu beobachten, sondern auch **mögliche Zusammenhänge zu dem eigenen Verhalten als Bezugsperson** herzustellen. Gibt es unterstützende Maßnahmen, die sich als besonders wirkungsvoll erweisen? Lassen sich Einschlafrituale etablieren, die es dem Kind erleichtern, in den Schlaf zu finden? Gibt es Regeln, die man mit dem Kind besprechen kann und die dann eingehalten werden?

Wenn es gelingt, erfolgreiche Maßnahmen (bzw. Rituale) zu identifizieren, kann es sinnvoll sein, die Einschlafzeiten und die Häufigkeit des
nächtlichen Aufwachens **vor und nach der Einführung einer neuen
Maßnahme zu vergleichen.** Es ist dann zu hoffen, dass die Ein- und
Durchschlafzeiträume sich über die Zeit hinweg verbessern. Wichtig ist
dabei, die Maßnahmen **über einige Zeit beizubehalten,** da die potenziellen
positiven Effekte häufig erst mit einiger zeitlicher Verzögerung zu
beobachten sind.

Was folgt daraus?
Genügend Schlaf ist nicht nur für Kinder, sondern auch für ihre Bezugspersonen wichtig. Daher können kindliche Schlafprobleme **auch für
die Bezugspersonen sehr belastend** sein und auch deren Schlaf beeinflussen. Nach Schneider und Schlarb (2017) haben sich **verschiedene
Maßnahmen bewährt,** um Kindern im Alter von zwei oder drei Jahren das
Einschlafen zu erleichtern. Dazu gehören insbesondere **Einschlafrituale
bzw. -routinen,** die allerdings eine Dauer von 20 bis 30 min nicht über-
schreiten sollten. Dazu kann nach Schneider und Schlarb (2017) gehören,
dass den Spielzeugen und Kuscheltieren gute Nacht gesagt wird, dass das
Lieblingskuscheltier mit ins Bett genommen wird und dass noch eine Gute-
Nacht-Geschichte gehört wird oder ein Gute-Nacht-Lied vorgesungen
wird. Es kann sich dabei um gelegentlich wechselnde Geschichten oder
Lieder handeln, um damit gleichzeitig auch zur Förderung der sprachlichen
Kompetenzen eines Kindes beizutragen. Durch Routinen und Rituale entstehen für das Kind **vorhersagbare und beruhigende Verhaltensketten,** die
es **auf den Schlaf vorbereiten.** Sinnvoll ist dabei auch ein gedimmtes Licht
während der Einschlafvorbereitungen, weil dies den Ermüdungsprozess
fördert.
Es kann weiterhin sinnvoll sein, wenn Routinen und Rituale von **unterschiedlichen Bezugspersonen** übernommen werden, weil dadurch eine
Assoziation des Einschlafens mit einer bestimmten Person vermieden wird.
Auch der **Ort des Ein- und Weiterschlafens** sollte konstant sein (also Vermeiden des Wechsels in das Bett der Bezugsperson bei Ein- und Durch-
schlafproblemen), weil dies dem Erlernen eines selbstständigen Ein- und
Durchschlafens eher entgegenstehen würde. Auch sollten **aktivierende
Beschäftigungen** vor dem Zubettgehen vermieden werden, weil ein akut
aktiviertes Kind eher Schwierigkeiten hat, sich auf das Einschlafen einzustellen (Schneider und Schlarb 2017). Es ist umgekehrt jedoch sinnvoll, dass
sich Kinder **tagsüber** ausreichend bewegen, weil dies das Schlafverhalten
fördert.

Gelegentlich nutzen Bezugspersonen die Aufforderung oder Drohung, ins Bett zu müssen, als **Bestrafung für ein Fehlverhalten** von Kindern („Wenn du nicht sofort damit aufhörst, schicke ich dich ins Bett"). Die Folge ist, dass ins Bett gehen und schlafen zu müssen für diese Kinder negativ besetzt wird. Es ist dementsprechend nicht empfehlenswert, schlafen zu müssen als Strafe einzusetzen, um solche **negativen Assoziationsbildungen zu vermeiden.**

Nach Schlarb et al. (2017) kann vermutet werden, dass Kinder, die bei nächtlichem Aufwachen **sofort von ihren Bezugspersonen Unterstützung erhalten,** kaum Gelegenheit haben, genügend **selbstregulierende Fähigkeiten** zu entwickeln. Um das Selbstberuhigungsverhalten eines Kindes zu unterstützen, kann es also sinnvoll sein, einem aufwachenden Kind zunächst Gelegenheit zu geben, sich selbst wieder zu beruhigen. Selbstverständlich sollte ein Kind die **notwendige Unterstützung** bekommen, wenn für die Bezugsperson erkennbar ist, dass ein Kind sich nicht selbst beruhigt. Dies gilt insbesondere im ersten Lebensjahr, wenn **noch wenig Selbstberuhigungskompetenzen** entstanden sind (→ Schlaf).

Literatur

Deutsche Gesellschaft für Kinder- und Jugendpsychiatrie, Psychosomatik und Psychotherapie (Hrsg.) (2015). *Leitlinien zur Diagnostik und Therapie von psychischen Störungen im Säuglings-, Kindes- und Jugendalter.* Köln: Deutscher Ärzteverlag.

Heinrichs, N. & Lohaus, A. (2020). *Klinische Entwicklungspsychologie kompakt.* Weinheim: Beltz.

Patterson, C. (2008). *Child development.* Boston: McGraw-Hill Higher Education.

Schlarb, A.A., Achterberg, K., Brocki, S., Ziemann, A., Wiater, A. & Lollies, F. (2017). Schlafbezogenes Erziehungsverhalten und kindlicher Schlaf. *Monatsschrift für Kinderheilkunde, 165,* 239-247.

Schneider, B. & Schlarb, A.A. (2017). Schlaf im ersten Lebensjahr. *Monatsschrift für Kinderheilkunde, 165,* 301–307.

33

Sekundäre Emotionen

Hintergrund

Nach dem ersten Lebensjahr entwickeln sich nicht nur die primären Emotionen (wie Angst, Wut etc.) weiter (→ Weiterentwicklung primärer Emotionen), sondern es werden auch **neue Emotionen** erkennbar. Die Kinder werden sich zunehmend darüber bewusst, dass sie eine **eigenständige Person** sind und dass ihr Verhalten **von anderen Menschen beobachtet und bewertet** wird. Die Kinder lernen weiterhin, dass es **soziale Normen** gibt, an denen ihr Verhalten gemessen wird. Sie internalisieren die Normen zunehmend und nutzen sie als Maßstab zur Beurteilung ihres Verhaltens. Weil sie auf das eigene Selbst und die internalisierten Normen bezogen sind, werden diese Emotionen auch als **selbst-referentielle Emotionen** bezeichnet.

> Während die primären Emotionen schon im Säuglingsalter von Anfang an beobachtbar sind, treten die **selbst-referentiellen Emotionen** erst im zweiten oder dritten Lebensjahr in Erscheinung. Zu den zentralen selbst-referentiellen Emotionen gehören **Verlegenheit, Stolz, Scham und Schuld.**

Die Gemeinsamkeit dieser Emotionen besteht darin, dass die Kinder zunächst einen Maßstab gelernt haben müssen, an dem sie messen können, dass sie etwas Falsches (bei Verlegenheit, Scham und Schuld) oder etwas besonders Gutes (bei Stolz) getan haben. Da diese **Lernerfahrungen** vorausgegangen sein müssen, entwickeln sich diese Emotionen erst im Laufe des zweiten und dritten Lebensjahrs (bei Verlegenheit ab ca. 18 Monaten, bei

© Der/die Autor(en), exklusiv lizenziert durch Springer-Verlag GmbH, DE, ein Teil von Springer Nature 2021
A. Lohaus, *Kindliche Kompetenzen*, https://doi.org/10.1007/978-3-662-63051-8_33

Stolz ab ca. 24 Monaten, bei Scham ab etwa 30 Monaten, bei Schuld ab etwa 36 Monaten; s. Holodyski & Oerter, 2018). Da sie Lernerfahrungen voraussetzen, sind diese Emotionen nicht von Anfang an beobachtbar.

Die selbst-referentiellen Emotionen werden teilweise auch als **sekundäre Emotionen** bezeichnet, weil angenommen wird, dass sie sich aus den bereits früher beobachtbaren primären Emotionen zusammensetzen. So konnte in einer Studie von Du et al. (2014) gezeigt werden, dass die Gesichtsmuskeln, die beim Ausdruck einer sekundären Emotion beteiligt waren, identisch waren mit den Gesichtsmuskeln der beteiligten primären Emotionen. Eine freudige Überraschung (als sekundäre Emotion) umfasste also eine Kombination der Muskelbewegungen, die einzeln bei den primären Emotionen Freude und Überraschung auftreten. Wegen ihrer **Zusammensetzung aus mehreren Komponenten** kann man also davon ausgehen, dass die sekundären Emotionen **komplexer** aufgebaut sind als primäre Emotionen.

Was können Sie beobachten?

In der Mitte des zweiten Lebensjahres lässt sich bei Kindern erstmals beobachten, dass sie **verlegen** werden, wenn sie bemerken, dass sie im Mittelpunkt der Aufmerksamkeit stehen. Es ist ihnen unangenehm, beobachtet zu werden, und nicht selten wenden sie den Blick nach unten oder versuchen, ihr Gesicht zu verstecken. Dadurch wird deutlich, dass sich die Kinder nun als eigenständige Person sehen, die von anderen bewertet wird. Durch die Verlegenheitsreaktionen versuchen sie, diesen Bewertungen zu entgehen.

Stolz bezieht sich in der Regel auf besondere Leistungen oder auch auf besondere Objekte (wie besonderes Spielzeug oder Kleidung). Dies setzt voraus, dass man über das Bewusstsein verfügt, dass eine Besonderheit vorliegt, die die eigene Person in irgendeiner Weise auszeichnet (was auch durch die soziale Umgebung vermittelt sein kann). So könnte ein Kind beispielsweise stolz sein, wenn es ihm erstmals gelungen ist, die Treppe im Haus selbstständig hochzuklettern. Dies ist häufig mit einer Steigerung des Selbstwertgefühls verbunden und zeigt sich vielfach auch in der Körperhaltung (aufrecht und nicht zusammengesunken) und im Gesichtsausdruck (z. B. durch Lachen).

Das Empfinden von **Scham** folgt häufig, wenn ein Kind eigene Unzulänglichkeiten bei sich wahrnimmt und den Eindruck hat, dass es eigene oder fremdgesetzte Erwartungen nicht erfüllen konnte, sodass es eine negative Reaktion des sozialen Umfelds erhält oder zumindest erwartet. So kann sich ein Kind beispielsweise schämen, wenn es für sein Verhalten kritisiert wird. Die Reaktion kann beispielsweise darin bestehen, dass der Blick gesenkt wird und die gesamte Körperhaltung zusammengesunken wirkt (man möchte am liebsten „im Boden versinken"). Auch Erröten kann als Folge beobachtbar sein.

Das Erleben von **Schuld** tritt auf, wenn Verhaltensnormen nicht beachtet wurden und dabei ein Schaden entstanden ist. So könnte sich ein Kind beispielsweise schuldig fühlen, wenn es ein Spielzeug, das einem anderen Kind gehört, beschädigt hat. Es entsteht vielfach ein Bedauern über das eigene Verhalten und als Reaktion nicht selten der Versuch, die Folgen des eigenen Verhaltens wieder gut zu machen. Die Reaktionen können ähnlich wie der Scham sein, sie können aber auch in aktiven Wiedergutmachungsversuchen oder im Trösten einer möglicherweise betroffenen anderen Person bestehen, wenn Empathiegefühle für die andere Person entstehen (→ Perspektiven-übernahme).

Zu den selbst-referentiellen Emotionen wird häufig auch die **Eifer-sucht** gerechnet, die jedoch schon **wesentlich früher beobachtbar** ist als die zuvor beschriebenen selbst-referentiellen Emotionen (schon in einem Alter von ca. sechs Monaten; Hart et al. 2004). Eifersucht lässt sich auch bei Tieren beobachten (z. B. bei Hunden; Harris und Prouvost 2014), was darauf hinweist, dass diese Emotion vermutlich durch eine geringere Komplexität charakterisiert ist. Hier geht es darum, dass eine bestehende soziale Beziehung durch das Hinzutreten einer neuen Beziehung (z. B. ein Geschwisterkind) gefährdet wird und dass Versuche unternommen werden, die ursprüngliche Aufmerksamkeit einer Bezugsperson zurückzugewinnen und die neue Verbindung zu blockieren (Harris und Prouvost 2014). Eifersucht kann sich in aggressivem Verhalten (z. B. im Umgang mit einem Geschwisterkind), aber auch in zurückgezogenem Verhalten (als Ausdruck von Trauer) äußern. Bei Eifersucht handelt sich um eine Emotion, deren Auftreten (ähnlich wie bei den zuvor beschriebenen selbst-referentiellen Emotionen) **an vorausgehende Erfahrungen geknüpft** ist: Es muss zunächst eine soziale Beziehung entstanden sein, wegen derer man eifersüchtig sein kann. Die vorausgehenden Erfahrungen unterscheiden sich jedoch teilweise von den Erfahrungen, die als Voraussetzungen für andere selbst-referentielle Emotionen genannt werden.

Was folgt daraus?
Bei allen selbst-referentiellen Emotionen spielen **vorausgegangene Lern-erfahrungen** eine entscheidende Rolle. Die Normen, an denen Kinder ihr Verhalten messen, werden ihnen zunächst von den Bezugspersonen vermittelt. Im Laufe der Entwicklung internalisieren sie diese Maßstäbe, um sie

für sich weiter zu nutzen, ohne beständig von den Bezugspersonen darauf aufmerksam gemacht werden zu müssen. Ein Kind, das für ein Verhalten kritisiert wird und sich daraufhin schämt, wird dieses Verhalten in Zukunft eher vermeiden. Umgekehrt wird ein Kind, das für seine Erfolge gelobt wird und deswegen stolz ist, einen positiven Blick auf sich selbst entwickeln und mit größerem Selbstbewusstsein auch an zukünftige Herausforderungen herangehen. Es geht also schon frühzeitig darum, **positive Gefühle in Bezug auf die eigene Person aufzubauen** und negative Gefühle tendenziell zu vermeiden (→ Selbstkonzept).

Es sollte dabei jedoch nicht aus dem Blick geraten, dass es für ein Kind wichtig ist, die in einer Gesellschaft **geltenden Normen zu kennen und zu beachten,** um dadurch die spätere soziale Integration zu fördern (→ Moralisches Urteilen). Dies bedeutet, dass es auch notwendig sein kann, **korrigierend einzugreifen,** wenn ein Verhalten normverletzend und dadurch problematisch ist. Dabei kann es auch hilfreich sein, negative selbst-referentielle Emotionen (wie Scham- oder Schuldgefühle) zu nutzen, um dazu beizutragen, dass Normen verstanden und respektiert werden.

Ähnlich wie die primären Emotionen lassen sich auch die selbst-referentiellen Emotionen in vielen Kulturkreisen nachweisen. Erwähnenswert ist dabei allerdings, dass die **Anlässe, die zu den Emotionen führen, kulturell sehr unterschiedlich** sein können. Der Grund dafür liegt in unterschiedlichen Verhaltensnormen. So weisen Siegler, Eisenberg, DeLoache und Saffran (2014) darauf hin, dass es in **kollektivistisch orientierten Kulturen**, in denen das Gruppenwohl höher gewichtet wird als das individuelle Wohl, häufig nicht als erstrebenswert angesehen wird, sich durch besondere individuelle Leistungen hervorzutun und darauf stolz zu sein, während in **individualistisch orientierten Kulturen** gerade die Leistung des Einzelnen zählt, der gleichzeitig stolz darauf ist, sich von seiner sozialen Bezugsgruppe abzuheben. Daraus folgt, dass bei der Vermittlung von Normen auch die jeweils gesellschaftlich akzeptierten Normen eine Rolle spielen, die gerade in einer pluralistischen Gesellschaft heterogen sein können.

Literatur

Du, S., Tao, Y. & Martinez, A.M. (2014). Compound facial expressions of emotion. *Proceedings of the National Academy of Sciences of the United States of America, 111,* E1454-E1462.
Harris, C.R. & Prouvost, C. (2014). Jealousy in dogs. *Plos One, 9,* e94597.

Hart, S. L., Carrington, H. A., Tronick, E. Z., & Carroll, S. R. (2004). When infants lose exclusive maternal attention: Is it jealousy? *Infancy, 6,* 57–78.

Holodynski, M. & Oerter, R. (2018). Emotion. In W. Schneider und U. Lindenberger (Hrsg.), *Entwicklungspsychologie* (S. 513-536). Weinheim: Beltz.

Siegler, R., Eisenberg, N., DeLoache, J. & Saffran, J. (2016). *Entwicklungspsychologie im Kindes- und Jugendalter.* Heidelberg: Springer.

34

Visuelles Selbsterkennen

Hintergrund

Ab wann können Kinder erkennen, dass sie eine **eigenständige Person** sind, die sich von anderen Menschen unterscheidet?

> Die Erkenntnis, eine **eigenständige Person** zu sein, markiert grundsätzlich den **Beginn der Selbstkonzeptentwicklung**. Erst wenn man sich als eigenständige Person wahrnimmt, kann man beginnen, persönliche Eigenschaften und Fähigkeiten zu identifizieren, die die eigene Person charakterisieren.

Die Frage ist nun, ab wann Kinder sich selbst als eigenständige Person wahrnehmen. In einer Studie von Bahrick et al. (1996) sahen Säuglinge im Alter von 2, 3, 5 und 8 Monaten Videosequenzen, in denen das eigene Gesicht neben dem Gesicht eines anderen Säuglings zu sehen war. Schon drei Monate alte Säuglinge zeigten dabei eine deutliche **Präferenz für den fremden Säugling,** indem sie ihn länger betrachteten. Die Autoren gehen davon aus, dass die meisten Säuglinge sich in diesem Alter bereits häufiger im Spiegel gesehen haben und dass sie ein fremdes Gesicht interessanter finden als ein bereits vertrautes Gesicht. Es bleibt dabei unklar, ob sie das vertraute Gesicht **als ihr eigenes Gesicht** erkannt haben. Möglicherweise haben sie es lediglich als bekanntes Gesicht registriert und fanden das neue Gesicht deshalb interessanter.

Ob ein Kind ein Gesicht als **eigenes** Gesicht erkannt hat, wird jedoch klar, wenn man bei Kindern unbemerkt eine **Veränderung am Gesicht**

A. Lohaus, *Kindliche Kompetenzen,* https://doi.org/10.1007/978-3-662-63051-8_34

vornimmt (z. B. einen roten Fleck an der Nase anbringt). Wenn die Kinder die Veränderung bemerken und beispielsweise versuchen, den roten Fleck an ihrer eigenen Nase zu beseitigen, zeigt sich dadurch, dass ihnen bewusst ist, dass es sich bei der Person im Spiegelbild um die eigene Person handelt. Das Verfahren (auch als „**Rouge-Test**" bekannt) belegt damit die **Fähigkeit zum visuellen Selbsterkennen**. Dieser Entwicklungsschritt wird typischerweise in einem **Alter von 18 bis 24 Monaten** erreicht (Nielsen et al. 2006) und gilt als ein erster Hinweis darauf, dass die Kinder nun ein **Bewusstsein für die eigene Person** (bzw. ein Selbstbewusstsein) entwickelt haben. Es ist dabei interessant zu erwähnen, dass sich die visuelle Selbsterkenntnis mittels Rouge-Test **kaum trainieren** lässt. Nach Hart und Fegley (1994) führt eine wiederholte Durchführung des Rouge-Tests über längere Zeitabschnitte hinweg nicht zu einer Vorverlegung des Alters, in dem dieser Test bestanden wird. Trotz der mehrfachen Wiederholung waren die Kinder **durchschnittlich etwa 18 Monate,** als sie den Test erfolgreich durchliefen.

Was können Sie beobachten?

Ob ein Kind zur visuellen Selbsterkenntnis mittels Rouge-Test in der Lage ist, lässt sich leicht prüfen. Man kann dem Kind **unbemerkt einen roten Fleck im Gesicht anbringen** (z. B. mittels eines Lippenstifts auf der Nase). Wenn man das Kind nun in einen Spiegel schauen lässt, ignorieren viele Kinder unterhalb eines Alters von 18 Monaten den roten Fleck. Ältere Kinder bemerken dagegen häufig den Fleck und versuchen, ihn in ihrem eigenen Gesicht zu beseitigen. Dies weist also darauf hin, dass sie nun wissen, dass sich der Fleck in ihrem eigenen Gesicht befindet (und dass es sich nicht nur um ein vertrautes Gesicht handelt, das sie schon einige Male im Spiegel gesehen haben).

Interessanterweise beginnen Kinder ungefähr zu demselben Zeitpunkt, an dem sie den Rouge-Test bestehen, **Personalpronomina zu nutzen.** Ein Kind bezeichnet sich selbst am Anfang seiner Entwicklung typischerweise mit seinem Namen. Ein Kind namens „Jan" würde beispielsweise sagen „Jan Milch haben" anstelle von „Ich will Milch haben". Der Übergang zur Nutzung von Personalpronomina weist (ebenso wie der Rouge-Test) darauf hin, dass die Kinder nun ein **Bewusstsein über sich selbst als eigenständige Person** haben. Auch dieser Übergang markiert damit den Beginn der Selbstkonzeptentwicklung. Das erste Auftreten von Personalpronomina (wie „ich", „mein" etc.) lässt sich ebenso wie das ungefähre zeitliche Zusammentreffen mit dem Bestehen des Rouge-Tests gut beobachten.

Man kann den Rouge-Test auch problemlos mehrfach durchführen, weil Trainingseffekte offenbar nicht zu erwarten sind (Hart und Fegley 1994).

Der Rouge-Test wurde auch genutzt, um zu erkennen, wann Kinder ein **Bewusstsein für ihr vergangenes Selbst** entwickeln. Wenn Kinder beispielsweise noch wissen, wie sie in der Vergangenheit ausgesehen haben, weist dies darauf hin, dass sie bereits über ein autobiografisches Gedächtnis verfügen. Sie können sich also an sich selbst bzw. an eigene Erlebnisse in der Vergangenheit erinnern.

Um das **autobiografische Erinnerungsvermögen** zu prüfen, wurde Kindern während eines Spiels unbemerkt ein Sticker an der Stirn angebracht. Das Spiel wurde per Video aufgezeichnet. Einige Zeit später wurde den Kindern das Video präsentiert. Wie Povinelli und Simon (1998) zeigten, suchen Kinder **erst mit etwa vier Jahren** nach dem Sticker, der ihnen einige Zeit vorher angebracht worden war (und von dem sie annehmen, dass er sich noch immer an der Stirn befinden muss). In dieser Studie kamen **zwei Zeitabstände** zum Einsatz: Bei der Hälfte der Kinder war der Sticker drei Minuten zuvor und bei der anderen Hälfte in der vorausgehenden Woche angebracht worden. Ein Suchverhalten nach dem Sticker trat jedoch **nur bei kurzem Zeitabstand** auf, was wahrscheinlich dadurch zu erklären ist, dass es für die Kinder unwahrscheinlich ist, dass der Sticker nach einer Woche noch immer an der Stirn klebt. Auch dieses Experiment lässt sich **mit einem kurzen Smartphone-Video nachstellen.** Bei einem zweijährigen Kind sollte sich dabei kein Hinweis auf ein zeitversetztes Suchverhalten finden, wohl aber bei einem vierjährigen Kind. Spätestens in diesem Alter ist demnach ein Gedächtnis für eigene selbstbezogene Erlebnisse festzustellen.

Was folgt daraus?

Spätestens mit der Erkenntnis eines Kindes, dass es eine eigenständige Person mit spezifischen Merkmalen ist, beginnt der **Selbstkonzeptaufbau.** Der Rouge-Test bezieht sich dabei lediglich auf das physische Aussehen und seine Veränderung. Dies ist sicherlich nur ein Ausgangspunkt, da **zunehmend auch soziale und mentale Charakteristika,** die eine Person kennzeichnen, in den Mittelpunkt des Interesses rücken und in das Selbstkonzept integriert werden.

Es ist in diesem Zusammenhang auch interessant zu erwähnen, dass auch für **Tiere das Bestehen des Rouge-Tests** nachgewiesen wurde. So ließ sich beispielsweise bei verschiedenen Säugetierarten (wie Schimpansen,

Orang-Utans und Delfinen) und auch bei Vögeln (wie Elstern und Tauben) zeigen, dass sie den Rouge-Test bestehen. Damit ist die Fähigkeit zur visuellen Selbsterkenntnis also **nicht auf die menschliche Spezies beschränkt.** Dies weist gleichzeitig darauf hin, dass die Fähigkeit zur visuellen Selbsterkenntnis mittels des Rouge-Tests nur eine **sehr basale Grundlage zum Aufbau des Selbstkonzepts** ist. Die Fähigkeit zur visuellen Selbsterkenntnis zeigt lediglich, dass die Basis zur Entstehung eines Selbstkonzepts geschaffen ist.

Das Vorhandensein eines **autobiografischen Gedächtnisses** zeigt an, dass die Erkenntnis, eine eigenständige Person zu sein, **stabil über die Zeit** ist: Bestimmte Charakteristika (wie das visuelle Aussehen) bleiben über die Zeit bestehen und auch Veränderungen (wie das Anbringen eines roten Flecks) bleiben grundsätzlich bestehen, solange niemand eingegriffen hat, um sie rückgängig zu machen. Ein autobiografisches Gedächtnis ist wichtig, um das Wissen über vergangenes eigenes Erleben und Verhalten für **zukünftige Erfahrungen nutzen** zu können. So weiß ein Kind, das einige Male einen Arztbesuch erlebt hat, was typischerweise in einer solchen Situation zu erwarten ist.

Es ist dabei interessant zu erwähnen, dass das **häufige gemeinsame Erzählen von vergangenen Ereignissen** durch Bezugspersonen und Vorschulkinder im Alter von 30, 36 und 42 Monaten mit **besseren Leistungen in Gedächtnistests** verbunden ist (Haden et al. 2001; s. auch Lohaus und Vierhaus 2019). Die Studie von Haden et al. (2001) zeigt gleichzeitig, dass das autobiografische Gedächtnis schon **früher einsetzt** als es die Studien zum (zeitversetzten) Rouge-Test suggerieren, dass Bezugspersonen die Etablierung eines autobiografischen Gedächtnisses durch die gemeinsame Beschäftigung mit vergangenen Erlebnissen **unterstützen** können und dass gute autobiografische Gedächtnisleistungen wiederum allgemein mit **besseren Gedächtnisleistungen** in Verbindung stehen.

Literatur

Bahrick, L.E., Moss, L. & Fadil, C. (1996). Development of visual self-recognition in infancy. *Ecological Psychology, 8,* 189-208.

Haden, C. A., Ornstein, P. A., Eckerman, C. O., & Didow, S. M. (2001). Mother–child conversational interactions as events unfold: Linkages to subsequent remembering. *Child Development, 72,* 1016–1031.

Hart, D., & Fegley, S. (1994). Social imitation and the emergence of a mental model of self. In S. Parker, R. Mitchell & M. Boccia (Eds.), *Self-awareness in animals and humans: Developmental perspectives* (pp. 149–165). Cambridge: Cambridge University Press.

Lohaus, A. & Vierhaus, M. (2019). *Entwicklungspsychologie des Kindes- und Jugendalters.* Heidelberg: Springer.

Nielsen, M., Suddendorf, T. & Slaughter, V. (2006). Mirror self-recognition beyond the face. *Child Development, 77,* 176-185.

Povinelli, D.J. & Simon, B.B. (1998). Young children's understanding of briefly versus extremely delayed images of the self: Emergence of the autobiographical stance. *Developmental Psychology, 34,* 188-194.

35

Weiterentwicklung primärer Emotionen

Hintergrund

Auf primäre Emotionen wurde bereits im Säuglingsalter eingegangen. Es handelt sich um Emotionen wie Angst, Wut oder Trauer, die bereits von Anfang an bei Säuglingen auftreten können.

> Bei den **primären Emotionen** handelt es sich um Gefühle, die universell (in allen Kulturen) und von Anfang an bei Säuglingen beobachtbar sind. Auch wenn sie bereits im Säuglingsalter auftreten, entwickeln sie sich dennoch über das Alter hinweg weiter.

Dabei lassen sich **mehrere Entwicklungslinien** unterscheiden: Im Klein-kindalter werden sich die Kinder (a) zunehmend ihrer eigenen Gefühle bewusst (sie können beispielsweise ein Gefühl von Angst erkennen), sie können (b) ihre Gefühle zunehmend in ihrer Mimik und später auch sprachlich zum Ausdruck bringen, sie lernen (c) ihre Gefühle zu regulieren und sie können (d) auch die Gefühlsausdrücke anderer Menschen identi-fizieren und verstehen (Bundeszentrale für gesundheitliche Aufklärung, 2020).

Hinzu kommt, dass auch **einige Emotionen nun deutlicher in Erscheinung** treten. Dazu gehören beispielsweise **Ängste**, da Kinder zunehmend klarer zwischen bekannten und unbekannten Ereignissen und Objekten unterscheiden können. In Abhängigkeit vom Temperament eines Kindes (→ Temperament) kann eine Vielzahl an unbekannten Dingen angstauslösend sein (ein unbekanntes Tier, eine unbekannte Umgebung

A. Lohaus, *Kindliche Kompetenzen*, https://doi.org/10.1007/978-3-662-63051-8_35

36

Aggression

Hintergrund

Da Kinder im Laufe des Vorschulalters zunehmend ihre eigenen Wünsche und Bedürfnisse entdecken, bedienen sie sich zu ihrer Durchsetzung nicht selten auch aggressiver Verhaltensweisen.

Aggressive Verhaltensweisen sind dadurch charakterisiert, dass sie darauf ausgerichtet sind, **jemanden direkt und indirekt zu schädigen**. Wichtig ist dabei, dass eine **Schädigungsabsicht** besteht.

Es kann auch unbeabsichtigt (z. B. durch versehentliches Anrempeln) zu Schädigungen kommen, die dann jedoch nicht als aggressives Verhalten zu werten sind (Heinrichs und Lohaus 2020). Bei einer **direkten Aggression** wird einer Person oder einem Objekt durch beobachtbare Handlungen ein Schaden zugefügt (z. B. indem ein anderes Kind geschlagen oder getreten wird, indem das Spielzeug eines anderen Kindes mutwillig zerstört wird etc.). **Indirekte Formen der Aggression** sind dagegen dadurch gekennzeichnet, dass das aggressive Verhalten nicht unmittelbar in Erscheinung tritt (z. B. Gerüchte über jemanden streuen, Kinder beim Spielen ausgrenzen etc.). Bereits im Vorschulalter zeigt sich dabei als Trend, dass **Jungen mehr direkte bzw. offene Aggression** zeigen, während **Mädchen in stärkerem Maße indirekte bzw. verdeckte Formen der Aggression** an den Tag legen (McEvoy et al. 2003). Dies wird einerseits dadurch erklärt, dass Mädchen häufig über mehr **sprachliche und soziale Kompetenzen** verfügen als

A. Lohaus, *Kindliche Kompetenzen*, https://doi.org/10.1007/978-3-662-63051-8_36

einer Person, die eine andere Person an der Erreichung ihrer Ziele hindert (Hamlin et al. 2007). Es besteht also schon sehr früh eine **Präferenz für prosoziales Verhalten im Verhältnis zu antisozialem Verhalten**

Eine ähnliche Präferenz konnte **auch für drei- bis fünfjährige Vorschulkinder** nachgewiesen werden. In einer Studie wurden beispielsweise in einem Puppenspiel die Reaktionen von Vorschulkindern auf Puppen, die durch Öffnung einer Schachtel anderen Puppen halfen, ein Spielzeug zu bekommen, verglichen mit den Reaktionen auf Puppen, die andere Puppen an der Erreichung eines Spielzeugs hinderten. Die Kinder wurden gefragt, welche der beiden Puppen sie sympathischer fanden und welche bestraft werden sollte. Die vier- und fünfjährigen Kinder empfanden die helfende Puppe als sympathischer und sahen mehr Bestrafung für die behindernde Puppe vor. Dieses Muster fand sich auch bereits bei dreijährigen Kindern, wenn die Aufgabe altersentsprechend vereinfacht wurde (Van de Vondervoort und Hamlin 2017). Man kann also sagen, dass **prosozial agierende Charaktere schon früh positiver bewertet werden als antisozial agierende.** Auch wenn ein prosoziales Verhalten keinem unmittelbar eigennützigen Motiv entspringt, bietet es gleichzeitig **Vorteile bei der sozialen Integration,** weil prosozial handelnde Personen **positiver bewertet werden.**

Was können Sie beobachten?
Ob ein Kind zu prosozialem Verhalten bereit ist, lässt sich in der Regel gut daran beobachten, **ob Kinder etwas teilen mögen.** Wenn es beispielsweise darum geht, Süßigkeiten zu verteilen, erhalten dann alle Beteiligten gleich viele Süßigkeiten oder behält das verteilende Kind mehr oder besonders beliebte Süßigkeiten für sich selbst? Ähnliches gilt für die Nutzung von (neuem oder besonders interessantem) Spielzeug. Dürfen auch andere Kinder damit spielen? Oder dürfen sie erst damit spielen, wenn man selbst das Interesse daran verloren hat? Viele Situationen, in denen es darum geht, **etwas zu teilen oder an andere abzugeben,** eignen sich, um die **Bereitschaft zu prosozialem bzw. altruistischem Verhalten zu beobachten.** Dazu eignen sich weiterhin auch Situationen, in denen es darum geht, **andere zu schützen, anderen zu helfen oder andere zu trösten** (z. B. ein weinendes Geschwisterkind).

Man kann auch **anhand von Geschichten** etwas über die **Einstellung eines Kindes zu prosozialem Verhalten** erfahren. So könnte man beispielsweise eine Geschichte erzählen, in der ein Kind eine Tafel Schokolade verteilen soll. Neben dem Kind selbst kommen noch zwei andere Kinder als Empfänger infrage, von denen eines aus einer reichen Familie stammt und jederzeit Zugang zu Schokolade hat, während das andere Kind aus einer ärmeren Familie kommt, in der es nur selten Schokolade gibt. Wie würde das Kind die Tafel Schokolade verteilen? Wie begründet es seine Verteilung? Nach Wörle und Paulus (2018) neigen vor allem fünf- bis sechsjährige Kinder dazu, **in ihrer Verteilung die soziale Ungleichheit zu berücksichtigen** und dem mehr zu geben, der bedürftiger ist. Jüngere Kinder im Alter von drei bis vier Jahren neigten jedoch noch nicht zur Berücksichtigung der sozialen Ungleichheit (→ Moralisches Urteilen).

Was folgt daraus?

In mehreren Studien konnte gezeigt werden, dass prosoziale Orientierungen von Kindern nicht nur mit einer **besseren sozialen Integration** einhergehen (Carro et al. 2020), sondern auch **mit besseren Schulleistungen, mehr Empathie und einer erhöhten Resilienz** (Leontopoulou 2010). Es ist daher nicht verwunderlich, dass eine prosoziale Orientierung zu den **besonders positiv bewerteten Eigenschaften von Kindern** gehört. Gleichzeitig gibt es viele Hinweise darauf, dass eine prosoziale Orientierung zu den kindlichen Eigenschaften gehört, **die förderbar sind.**

Besonders hervorzuheben ist dabei die **Modellwirkung der Bezugspersonen.** Wenn Kinder sehen, dass auch die erwachsenen Bezugspersonen gelegentlich etwas abgeben und dies auch erklären, erlernen die beobachtenden Kinder dieses Verhalten und auch die Hintergründe dafür. So könnte eine Bezugsperson einer Person, die auf dem Bahnsteig um etwas Geld bittet, helfen und dem Kind erklären, dass es sich um eine bedürftige Person handelt, die sich für das Geld etwas zu essen kaufen kann. Das Kind sieht nicht nur die Geldspende, sondern auch den **Grund dafür, hier zu helfen.**

Es gibt viele Gelegenheiten, **über Notlagen ins Gespräch zu kommen** und darüber, wie man als Erwachsener und auch als Kind helfen kann. Es ist auch sinnvoll, Kinder zu bitten, sich in die Lage einer anderen Person, die Hilfe benötigt, zu versetzen, um **Empathie und Perspektivenübernahme zu fördern** (→ Perspektivenübernahme). Auch dies trägt dazu bei, die Hilfsbereitschaft zu erhöhen. Dies kann weiterhin auch dadurch erreicht werden, dass Kindern die Konsequenzen fehlenden Hilfeverhaltens verdeutlicht werden. Auch **Aufforderungen zu prosozialem Verhalten** verbunden mit entsprechenden **Erklärungen,** warum dieses Verhalten gezeigt werden sollte, können förderlich sein. Auch wenn das eigentliche Ziel darin besteht, dass Kinder prosoziales Verhalten von sich aus zeigen sollten, können dadurch **wichtige Impulse** gesetzt werden.

Es hat sich weiterhin gezeigt, dass auch **kooperative Aktivitäten** die Bereitschaft zu Altruismus und prosozialem Verhalten fördern (Lozada et al. 2014). Bei kooperativen Aktivitäten (wie beispielsweise Mannschaftssportarten) kommt es darauf an, mit anderen gemeinsam ein Ziel zu erreichen. Dies gelingt wiederum besser, wenn alle an einem Strang ziehen und sich gegenseitig unterstützen. Kooperativ orientierte Spiele sind daher ebenfalls geeignet, um die **Bereitschaft zu prosozialem Verhalten zu fördern.**

Literatur

Carro, N., D'Adamo, P. & Lozada, M. (2020). An effective intervention can contribute to enhancing social integration while reducing perceived stress in children. *Electronic Journal of Research in Educational Psychology, 18*, 183-201.

Hamlin, J.K., Wynn, K. & Bloom, P. (2007). Social evaluation by preverbal infants. *Nature, 450*, 557-560.

Leontopoulou, S. (2010). An exploratory study of altruism in Greek children: Relations with empathy, resilience and classroom climate. *Psychology, 1*, 377-385.

Lozada, M., D'Adamo, P. & Carro, N. (2014). Plasticity of altruistic behavior in children. *Journal of Moral Education, 43*, 75-88.

Van de Vondervoort, J. W., & Hamlin, J. K. (2017). Preschoolers' social and moral judgments of third-party helpers and hinderers align with infants' social evaluations. *Journal of Experimental Child Psychology, 164*, 136-151.

Warneken, F., & Tomasello, M. (2009). The roots of human altruism. *British Journal of Psychology, 100*, 455-471.

Wörle, M., & Paulus, M. (2018). Normative expectations about fairness: The development of a charity norm in preschoolers. *Journal of Experimental Child Psychology, 165*, 66-84.

38

Ängste

Hintergrund

Angstreaktionen sind grundsätzlich eine **natürliche Reaktion auf bedroh-liche Situationen** und **evolutionsbiologisch mit Fluchtreaktionen** assoziiert.

> **Ängste** gehören zu den **primären Emotionen** und sind bereits im Säuglingsalter beobachtbar. Sie können sich nicht nur in den erlebten Emotionen, sondern auch im Denken und Verhalten äußern.

Es ist offensichtlich, dass **subjektive Bewertungsprozesse** bei der Ein-schätzung der Bedrohlichkeit einer Situation eine Rolle spielen. So können beispielsweise sowohl **frühere eigene Lernerfahrungen** als auch **Beobachtungen des Verhaltens anderer Menschen** dazu beitragen, dass es zu Ängsten kommen kann. Es ist beispielsweise bekannt, dass ängstliche Kinder mit erhöhter Wahrscheinlichkeit auch **ängstliche Bezugspersonen** haben, die für die Kinder als **Modell für ängstliches Verhalten** fungieren. Sie liefern weiterhin Informationen über die Bedrohlichkeit von Situationen und unterstützen Vermeidungsverhalten in bedrohlichen Situationen. Nicht selten wird dies auch durch ein **überbehütendes Verhalten** begleitet, das dem Kind ebenfalls suggeriert, dass es vielfältige Gefahren geben kann, gegen die sie die Bezugspersonen schützen muss. Dies unterstützt ein vor-sichtiges und ängstliches Verhalten bei den Kindern (Hudson et al. 2011).

Neben der Umwelt können auch **Temperamentsmerkmale eines Kindes** (→ Temperament) zu einer erhöhten Ängstlichkeit beitragen. Dazu gehört insbesondere das Temperamentsmerkmal der **Verhaltenshemmung.** Kinder mit diesem Temperamentsmerkmal neigen zu Rückzugsreaktionen, erhöhter Vorsicht, Vermeidungsverhalten und Schüchternheit in neuartigen und ungewohnten Situationen. Eine Tendenz zur Verhaltenshemmung lässt sich bei ca. 15 % der Kinder finden (Hudson et al. 2011). Da Temperamentsmerkmale zu einem nicht geringen Anteil **erblich** sind, treffen verhaltensgehemmte Kinder nicht selten auf Bezugspersonen, die ein ähnliches Reaktionsmuster zeigen und dadurch die Verhaltenstendenzen des Kindes weiter verstärken.

Grundsätzlich gehört es zur normalen Entwicklung von Kindern, dass in manchen Situationen Ängste erlebt werden. Interessant ist dabei, dass sich die **Angstauslöser häufig über das Alter hinweg verändern.** So stehen im **Säuglingsalter** Ängste vor fremden Menschen, fremden Gegenständen, lauten Geräuschen und Höhen im Vordergrund. Im **frühen Kindesalter** (zwischen zwei und vier Jahren) beziehen sich Ängste vor allem auf Alpträume, Tiere, Dunkelheit und Alleinsein. Im **Alter von vier bis sechs Jahren** dominieren Ängste vor Phantasiegestalten (wie Monster, Geister oder Hexen), Naturereignissen (wie Gewitter), Trennung, Tieren und nächtlichem Alleinsein. Im **Schulalter** (zwischen sieben und zehn Jahren) stehen Schule und Schulversagen, Angst vor negativen Bewertungen, vor Verletzungen, Krankheiten und Tod, vor medizinischen Eingriffen sowie vor Katastrophen (wie Entführungen, Flutwellen, Feuer oder Krieg) im Vordergrund (Heinrichs und Lohaus 2020). Dies ist teilweise darauf zurückzuführen, dass die **Vorstellungskraft und Phantasie der Kinder zunimmt** (indem sie sich beispielsweise Gespenster vorstellen können) und dass sie zunehmend **Informationen über ängstigende Ereignisse** (wie Erdbeben) erhalten, die sie dann auf sich selbst beziehen (→ Weiterentwicklung primärer Emotionen).

Grundsätzlich kann es auch im Kindesalter bereits zu **Angststörungen** kommen, die sich von normalen Ängsten vor allem durch die **Intensität der Ängste** und die **Art der Angstauslösung** unterscheiden. Vor allem, wenn die Kinder selbst oder ihre Bezugspersonen **unter den kindlichen Ängsten leiden,** sollte professionelle Beratung in Anspruch genommen werden, um eine Stabilisierung der Ängste und auch eine Generalisierung auf weitere Ängste rechtzeitig zu vermeiden.

Was können Sie beobachten?
Gerade im Vorschulalter lassen sich Angstreaktionen noch recht gut erkennen, weil die Kinder in diesem Alter **noch wenig dazu in der Lage sind, ihre emotionalen Reaktionen zu verbergen.** Wenn Kinder Alpträume

erleben, wachen sie beispielsweise nachts auf und rufen dann nach ihren Bezugspersonen, die sie in aller Regel wieder beruhigen. Wenn Kinder **etwas Ängstigendes bedrückt,** kann man dies häufig daran erkennen, dass sie lustlos wirken und offenbar mit etwas beschäftigt sind. Wenn man sie vorsichtig darauf anspricht, kann man in der Regel mit den Kindern ins Gespräch kommen und den Anlass erfahren. Dies wird sehr viel schwieriger, wenn Kinder lernen, **ihre Emotionen zu verbergen.** Dies ist häufig im Laufe des Schulalters zu erwarten. Gerade Ängste (und damit verbundenes Rückzugsverhalten) sind dann häufig weniger gut im offenen Verhalten erkennbar und erfordern deutlich mehr aufmerksame Beobachtung durch die Bezugspersonen. Wenn Kinder sich **deutlich verändern** und sich **immer stärker zurückziehen,** kann dies ebenfalls ein Anlass sein zu versuchen, ihnen ins Gespräch zu kommen.

Ängste können sich im Vorschulalter insbesondere auch darin zeigen, dass **bestimmte Situationen vermieden werden** (z. B. Hunde, Krankenhausbesuche etc.). Da viele Kinder wissen, dass man Erkrankungen durch Ansteckung bekommen kann, kommt es beispielsweise vor, dass Kinder einen Krankenbesuch vermeiden möchten, weil sie befürchten, dadurch selbst krank zu werden (z. B. weil sie das Konzept der Ansteckung auf alle Erkrankungen übergeneralisieren; Lohaus und Ball 2006). Es kann also vorkommen, dass Kinder Ängste entwickeln, die für erwachsene Bezugspersonen auf den ersten Blick unverständlich sind, und es kann daher sinnvoll sein, als Bezugsperson auch auf **unerwartete Ängste vorbereitet zu sein.** Ein auf den ersten Blick **unerklärliches Vermeidungsverhalten** in bestimmten Situationen kann darauf Hinweise geben.

Bei manchen Kindern lässt sich im Vorschulalter **Trennungsangst** beobachten, wenn sie sich eine Zeit lang von wichtigen Bezugspersonen lösen müssen (z. B. beim Eintritt in eine Kindertagesstätte). Häufig kommt es zu Anklammern, Weinen oder verschiedenen Formen des Protestverhaltens (Suhr-Dachs und Petermann 2013). Ausschlaggebend ist dabei das Gefühl, **allein gelassen zu werden,** das im Vorschulalter grundsätzlich zu den entwicklungstypischen Ängsten gehört. Es entfällt dadurch die Sicherheit, die die Anwesenheit der Bezugsperson den Kindern normalerweise bietet.

Was folgt daraus?
Auch wenn die Ängste von Kindern aus der Erwachsenensicht unrealistisch sein können, sollte man sie **auf jeden Fall ernst nehmen,** weil sie **aus der Sicht der Kinder real sind.** Dies gilt insbesondere auch für Phantasiegestalten (wie Monster oder Gespenster), die Kinder im Vorschulalter

tatsächlich sehr ängstigen können, weil sie häufig noch nicht zwischen Phantasie und Realität unterscheiden können. Es kann also durchaus helfen, wenn Bezugspersonen zur Beruhigung in Schränken oder unter dem Bett nachsehen. Auch die Versicherung, dass die Bezugspersonen in der Nähe sind und jederzeit bereit sind, mit jedem beliebigen Monster den Kampf aufzunehmen, kann helfen. Auch ein **Anti-Monster-Brief,** den Kinder an Monster, Gespenster und Hexen richten und der ihnen mitteilt, dass man keine Angst vor ihnen hat und dass sie woanders ihr Unwesen treiben sollen, kann nützlich sein, wenn man ihn dort niederlegt, wo diese Geschöpfe am ehesten erwartet werden (z. B. unter dem Bett; Muris et al. 2003). Auch ein **Anti-Monster-Spray** hat schon gelegentlich Wunder bewirkt (→ Weiterentwicklung primärer Emotionen).

Dies sind in erster Linie Maßnahmen, die sich auf die Phantasiewelt des Kindes einlassen. Es kann auch wichtig sein, Kindern **fehlende Informationen zu geben,** damit sie eine Situation realistisch einschätzen können. Bei Vermeidungsreaktionen im Zusammenhang mit einem Krankenbesuch kann es beispielsweise wichtig sein, Informationen über Krankheitsursachen zu geben, damit einem Kind klar ist, dass nicht alle Erkrankungen ansteckend sind und dass ein Krankenbesuch demnach problemlos möglich ist, wenn der Erkrankte keine ansteckende Erkrankung hat.

Bei **konkreten Ängsten** (z. B. vor bestimmten Tieren) kann man ein Kind auch dadurch unterstützen, dass man ihm behutsam Erfahrungen mit dem Objekt der Angst ermöglicht. So könnte sich das Kind mit Unterstützung durch die Bezugsperson dem angsteinflößenden Objekt langsam annähern (soweit wie es die Angst zulässt), wobei dies gegebenenfalls über mehrere Tage und Wochen hinweg wiederholt geübt werden kann. Vielleicht kann das Kind durch die **langsame Annäherung und den dadurch erreichten Gewöhnungseffekt** erfahren, dass die Ängste unbegründet sind, und so zu einem realistischen Umgang mit dem furchteinflößenden Objekt gelangen. Auch in **Trennungssituationen** können ein behutsamer Übergang, um sich allmählich an die neue Situation zu gewöhnen, sowie auch Übergangsrituale (z. B. dem Kind ein Kuscheltier als Ersatz für die Bezugsperson mit auf den Weg geben) hilfreich sein. Hier können in der Regel auch mit dem Personal der Kindertagesstätte hilfreiche Lösungen erarbeitet werden.

Grundsätzlich sind Kinder unterschiedlich und man sollte es auch **akzeptieren, dass manche Kinder etwas ängstlicher sind als andere Kinder.** Dabei sollte auch bedacht werden, dass hier auch Temperamentmerkmale hereinspielen, die **durch Erziehung nicht einfach veränder-**

bar sind. Der Vorteil ängstlicher Kinder besteht darin, dass sie insgesamt häufig **vorsichtiger agieren** und dadurch auch weniger leicht in Gefahrensituationen gelangen. Für Bezugspersonen kann dies auch eine **gewisse Beruhigung bedeuten,** weil Ängste letztlich auch eine **Schutzfunktion** haben, solange sie kein übermäßiges Ausmaß erreichen.

Literatur

Heinrichs, N. & Lohaus, A. (2020). *Klinische Entwicklungspsychologie kompakt.* Weinheim: Beltz.

Hudson, J.L., Dodd, H.F. & Bovopoulos, N. (2011). Temperament, family environment and anxiety in preschool children. *Journal of Abnormal Child Psychology, 39,* 939-951.

Lohaus, A. & Ball, J. (2006). *Gesundheit und Krankheit aus der Sicht von Kindern* (zweite Auflage). Göttingen: Hogrefe.

Muris, P., Verweij, C. & Meesters, C. (2003). The "anti-monster letter" as a simple therapeutic tool for reducing night-time fears in young children. *Behaviour Change, 20,* 200-207.

Suhr-Dachs, L. & Petermann, U. (2013). Trennungsangst. In F. Petermann (Hrsg.), *Lehrbuch der Klinischen Kinderpsychologie* (S. 353-368). Göttingen: Hogrefe.

39

Belohnungsaufschub

Hintergrund

Ein Kind, das zum Belohnungsaufschub fähig ist, beweist damit, dass es seine unmittelbaren Wünsche und Bedürfnisse eine Zeit lang aufschieben kann und dass es seine direkten Handlungsimpulse im Griff hat (im Sinne einer Selbstkontrolle).

> **Belohnungsaufschub** bezieht sich auf die Fähigkeit, **auf eine unmittelbar verfügbare kleinere Belohnung zugunsten einer späteren größeren Belohnung zu verzichten** (Mischel und Ayduk 2011) und belegt damit die Fähigkeit zur Selbstkontrolle.

Die Fähigkeit zum Belohnungsaufschub wird beispielsweise deutlich, wenn eine Bezugsperson ein Kind vor die Wahl stellt, entweder sofort ein Bonbon zu bekommen oder zwei Stunden zu warten, um dann zehn Bonbons zu erhalten. Ein Kind, das sich zum Warten entschließt, hat damit bewiesen, dass es zum Belohnungsaufschub in der Lage ist. Die Fähigkeit zum Belohnungsaufschub ist mit **Selbst- und Impulskontrolle** assoziiert, weil man unmittelbare Handlungsimpulse (nämlich die sofort verfügbare Belohnung zu nehmen) kontrollieren kann, um die zeitverzögerte (aber größere) Belohnung zu erhalten (Lohaus und Glüer 2019).

Bereits an der Beispielaufgabe (ein Bonbon sofort versus zehn Bonbons in zwei Stunden) wird deutlich, dass es viele **Einflussgrößen** geben kann, die sich auf die Entscheidung eines Kindes für die eine oder die andere Lösung auswirken können. So kommt es beispielsweise auf den **Wert der größeren**

© Der/die Autor(en), exklusiv lizenziert durch Springer-Verlag GmbH, DE, ein Teil von Springer Nature 2021
A. Lohaus, *Kindliche Kompetenzen,* https://doi.org/10.1007/978-3-662-63051-8_39

Belohnung im Verhältnis zur kleineren Belohnung an. So könnten zwei Bonbons in zwei Stunden im Verhältnis zu einem Bonbon sofort es nicht wert sein, zwei Stunden zu warten. Bei zehn Bonbons kann dies dagegen anders aussehen. Auch die **Wartezeit** spielt eine Rolle: Ein Bonbon sofort kann beispielsweise interessanter sein als zehn Bonbons am morgigen Tag, vor allem wenn man gerade jetzt Appetit auf ein Bonbon hat. Eine wichtige Rolle spielt weiterhin auch das **Vertrauen, dass man die versprochene größere Belohnung später auch bekommt:** Ein Kind, dem häufiger von einer Bezugsperson etwas versprochen wurde, das dann aber später nicht eingehalten wurde, wird vielleicht lieber die sofort verfügbare (aber dafür sichere) Belohnung nehmen als die für später versprochene (aber unsichere) Belohnung. Dies wird analog auch in dem Sprichwort abgebildet, dass man manchmal lieber den Spatz in der Hand als die Taube auf dem Dach nehmen sollte.

Wie **Kulturvergleiche** zeigen, fällt es beispielsweise vierjährigen Kindern in Kamerun leichter, auf eine spätere Belohnung zu warten als Kindern in Deutschland (Lamm et al. 2018). Erklärt wird dies durch die **stärkere Orientierung an sozialen Normen und sozialen Gruppen.** Durch das Erziehungsverhalten der Bezugspersonen wird den Kindern in nicht-westlichen Kulturen stärker vermittelt, dass es wichtig ist, soziale Normen einzuhalten. Warten zu müssen (und eigene Interessen zurückzustellen) spielt hier in stärkerem Maße eine Rolle als dies in westlichen Kulturen der Fall ist, in denen das **Individuum und seine individuellen Bedürfnisse** stärker im Vordergrund stehen.

Interessant ist, dass Kinder, die sich für den Belohnungsaufschub entscheiden, häufig gleichzeitig **über Strategien verfügen,** um sich den Belohnungsaufschub zu erleichtern. So kann es hilfreich sein, die zehn Bonbons, die erst in zwei Stunden verfügbar sein werden, abzudecken (z. B. mit einem Tuch), damit man sie nicht ständig sehen muss. Viele Formen von **Ablenkungs- und Selbstinstruktionstechniken** (wie sich selbst zu sagen, dass man geduldig genug ist, um warten zu können) werden vielfach schon von Kindern im Vorschulalter genutzt, um die Wartezeit auf die größere Belohnung zu überbrücken. Da sich vor allem die verfügbaren Strategien zur Überbrückung der Wartezeit mit dem Alter erweitern, ist es nicht verwunderlich, dass **ältere Vorschulkinder über bessere Fähigkeiten zum Belohnungsaufschub verfügen als jüngere.**

Eine gute Selbst- und Impulskontrolle, die in der Fähigkeit zum Belohnungsaufschub zum Ausdruck kommt, wurde mit einer Vielzahl an **positiven Entwicklungsergebnissen** in Zusammenhang gebracht. In Längsschnittstudien zeigten sich überraschende Zusammenhänge der frühen Fähigkeit zum Belohnungsaufschub im Kindesalter zu späteren Entwicklungsergebnissen bis in das Erwachsenenalter hinein. So standen die frühen Fähigkeiten zum Belohnungsaufschub zu späteren **Schulleistungen,** zur **sozialen Kompetenz** sowie zu **Gesundheitsparametern** in Beziehung (Mischel et al. 1989; Mischel 2014), wobei allerdings in einer späteren Studie die Enge dieser Zusammenhänge infrage gestellt wurde (Watts et al. 2018).

Was können Sie beobachten?
In dem **klassischen Experiment zum Belohnungsaufschub** („Marshmellow-Test") werden vierjährige Vorschulkinder vor die Wahl gestellt, entweder sofort eine kleine Süßigkeit (in der ursprünglichen Studie war dies ein Marshmellow) zu bekommen oder zu warten, um nach einiger Zeit noch eine zweite Süßigkeit zu erhalten. Dann werden die Kinder eine Zeit lang mit der Süßigkeit allein gelassen (typischerweise etwa zehn Minuten). Einem Teil der Kinder gelingt es, der Versuchung zu widerstehen. Wie Beobachtungen mit Videoaufzeichnungen zeigen, benutzen sie häufig schon in diesem Alter bestimmte Strategien, um sich das Warten zu erleichtern. Sie drehen sich beispielsweise um, damit sie die Süßigkeit nicht sehen, oder sie decken die Süßigkeit ab. Andere Kinder lecken schon an der Süßigkeit, um schon einen Vorgeschmack auf das zu Erwartende zu bekommen. Manche Kinder halten diese Versuchungssituation jedoch nicht durch und entscheiden sich, die Süßigkeit lieber zu essen.

Diese Versuchungssituation lässt sich **problemlos mit einem Vorschulkind nachstellen.** Es ist allerdings zu bedenken, dass es **viele mögliche Einflussgrößen** gibt, die die Entscheidung eines Kindes beeinflussen können. So wird ein Kind, das gerade sehr hungrig ist, sicherlich anders reagieren als ein Kind, das so gesättigt ist, dass es gerade nur noch schwerlich zusätzlich eine Süßigkeit essen kann. Das Warten fällt in diesem Fall sicherlich deutlich leichter. Es kann also sinnvoll sein, auch **nachzufragen, warum die Süßigkeit gegebenenfalls gegessen bzw. nicht gegessen wurde.** Wenn sich das Kind für das Warten entschieden hat, kann man auch nachfragen, **welche Strategie das Kind genutzt hat,** um sich das Warten zu erleichtern.

Was folgt daraus?
Grundsätzlich ist es wichtig zu lernen, **unmittelbare Handlungsimpulse durch Selbstkontrolle unterdrücken zu können.** Im Alltag gibt es sehr viele Situationen, in denen letztlich ein Belohnungsaufschub eine Rolle spielt. Ein Beispiel ist schulisches Lernen, das für viele Kinder und Jugend-

liche ein notwendiges Übel ist, dass jedoch letztlich den schulischen Erfolg und den weiteren Lebensweg bestimmen kann. Auch in diesem Fall findet ein Belohnungsaufschub statt. Es geht dabei darum, kurzfristig auch **unangenehme Phasen in Kauf zu nehmen, um langfristig erwünschte Ziele zu erreichen.** Dabei hilft die Fähigkeit zur Selbstkontrolle, um Handlungsimpulse zu unterdrücken, die der langfristigen Zielerreichung schaden würden.

Der Marshmallow-Test ist nur **ein Indikator** für die Fähigkeit zum Belohnungsaufschub. Selbst wenn ein Kind sich in diesem Test für die unmittelbare Belohnung entscheidet, heißt dies nicht, dass es nicht zum Belohnungsaufschub fähig ist, da es **gute Gründe für diese Entscheidung** geben kann. Es kann aber sinnvoll sein, über Strategien ins Gespräch zu kommen, die man nutzen kann, **um eine Wartezeit zu überbrücken** (z. B. Ablenkungsstrategien, Selbstinstruktionen etc.). Es kann auch sinnvoll sein, den Marshmellow-Test noch einmal zu wiederholen und dabei beispielsweise **bewusst Ablenkungstechniken einzusetzen.** Vielleicht fällt es dem Kind dadurch nun leichter, auf die spätere zweite Süßigkeit zu warten.

Literatur

Lamm, B., Keller, H., Teiser, J., Gudi, H., Yovsi, R.D., Freitag, C., Poloczek, S., Fassbender, I., Suhrke, J., Teubert, M., Vöhringer, I.A., Knopf, M., Schwarzer, G. & Lohaus, A. (2018). Waiting for the second treat: Developing culture-specific modes of self-regulation. *Child Development, 89*, 261-277.

Lohaus, A. & Glüer, M. (2019). Selbstregulation bei Kindern im Rahmen der Entwicklungs- und Erziehungspsychologie. In B. Kracke & P. Noack (Hrsg.), *Handbuch Entwicklungs- und Erziehungspsychologie* (S. 101-116). Heidelberg: Springer.

Mischel, W. (2014). *The marshmallow test: Why self-control is the engine of success.* New York, NY: Little, Brown.

Mischel, W. & Ayduk, O. (2011). Willpower in a cognitive affective processing system. In K.D. Vohs & R.F. Baumeister (Eds.), *Handbook of self-regulation*, 2nd ed. (pp. 83-105). New York: Guilford Press.

Mischel, W., Shoda, Y. & Rodriguez, M. L. (1989). Delay of gratification in children. *Science, 244*, 933-938.

Watts, T. W., Duncan, G. J. & Quan, H. (2018). Revisiting the Marshmallow Test: A conceptual replication investigating links between early delay of gratification and later outcomes. *Psychological Science, 29*, 1159-1177.

40

Denkfehler

Hintergrund

Im Vorschulalter befinden sich Kinder noch in einem Denkstadium, in dem ihr Denken stark durch das geprägt wird, was ihnen am stärksten ins Auge fällt. Wenn es beispielsweise um den Flächeninhalt eines Rechtecks (wie einer Tafel Schokolade) geht, beachten sie häufig nur die Länge oder nur die Breite (je nachdem, was eindrucksvoller aussieht) und bedenken nicht, dass beide Parameter eine Rolle spielen. So kommt es, dass eine längliche Schokolade häufig einer quadratischen vorgezogen wird, weil die größere Länge mehr Inhalt suggeriert.

> Dieses Phänomen wird auch als eine **Zentrierung des Denkens** auf eine Dimension bezeichnet, obwohl grundsätzlich mehrere Dimensionen beachtet werden müssten. Nach Piaget ist dies ein **typisches Kennzeichen des Denkens in der präoperationalen Entwicklungsphase,** die etwa das Altersspektrum von drei bis sechs Jahren umfasst (Scharlau 2013).

Die **Tendenz zur Zentrierung** zeigt sich nicht nur im Umgang mit mehreren Dimensionen. Sie kommt auch in der **mangelnden Fähigkeit zu einem prozesshaften Denken** zum Ausdruck. Stattdessen zentrieren die Kinder ihr Denken auf den gegenwärtigen Zustand und beachten nur unzureichend, durch welchen Prozess dieser Zustand entstanden ist. Wenn ein Kind beispielsweise eine Erkältung bekommt, dann schaut es vor allem auf seinen **aktuellen Zustand,** überlegt aber nicht, wie es dazu gekommen sein könnte (um zukünftig eine Erkältung zu vermeiden), und überlegt

A. Lohaus, *Kindliche Kompetenzen*, https://doi.org/10.1007/978-3-662-63051-8_40

auch nicht, dass es sich um einen vorübergehenden Zustand handelt, der sich wahrscheinlich schon in wenigen Tagen wieder bessert. Der aktuelle Zustand zählt und **nicht der Prozess, in den dieser Zustand eingebunden ist.**

Auch der **Egozentrismus**, den man häufig im Vorschulalter findet, kann als **Folge einer Zentrierung des Denkens** aufgefasst werden (→ Egozentrismus). Die eigene Perspektive und eine fremde Perspektive auf ein Geschehen im Blick zu haben, **erfordert ein mehrdimensionales Denken.** Da Kinder im Vorschulalter noch Schwierigkeiten damit haben, zentrieren sie vorrangig auf ihre eigene Perspektive. Die Zentrierung des Denkens (auf eine Perspektive, auf eine Dimension, auf einen Zustand) kann sich damit in verschiedenen Denkbegrenzungen zeigen.

Was können Sie beobachten?
Eine Zentrierung des Denkens im Vorschulalter hat vor allem Piaget **anhand vieler klassischer Aufgaben** zeigen können. Viele dieser Aufgaben lassen sich im Alltag leicht nachstellen, sodass man das typische Denken eines Kindes in diesem Entwicklungsstadium gut nachvollziehen kann (s. auch Siegler et al. 2016).

Interessant sind in diesem Zusammenhang beispielsweise **Aufgaben zur Mengenerhaltung.** Dazu füllt man zwei exakt gleiche Wassergläser zunächst gleich hoch mit Wasser. Danach schüttet man vor den Augen eines Vorschulkindes das Wasser in zwei unterschiedliche Gläser. Das eine Gefäß ist dabei höher und schmaler, das andere Gefäß niedriger und breiter als die Ausgangsgefäße. Wenn man dann fragt, in welchem Gefäß nun mehr Wasser ist, werden viele Vorschulkinder der Meinung sein, dass **in dem höheren, aber schmaleren Glas mehr Wasser** ist, obwohl die Wassermenge in beiden Gläsern gleich ist. Dies ist ein typisches Zentrierungsphänomen: Die Kinder beachten den höheren Wasserstand, der ihnen stärker ins Auge fällt, vorrangig und berücksichtigen nicht, dass das Glas schmaler ist.

Sehr ähnliche Ergebnisse finden sich auch, wenn man einem Vorschulkind **zwei Knetgummikugeln** vorlegt. Die Ausgangsfrage an das Kind ist zunächst, ob beide Kugeln gleichviel Knetgummi enthalten. Wenn das Kind dies bestätigt hat, wird eine der beiden Kugeln wurstförmig ausgerollt. Danach wird noch einmal gefragt, ob beide Objekte gleich viel Knetgummi enthalten. Ein Vorschulkind wird nun auf die **größere Breite des ausgerollten Knetgummis zentrieren** und sagen, dass dieses Objekt mehr Knetgummi enthält.

Ein weiteres Beispiel lässt sich mit ca. 20 Knöpfen (oder Spielsteinen) nachstellen, die in zwei gleichen Reihen (mit jeweils etwa 10 Knöpfen) untereinander vor einem Kind hingelegt werden. Danach wird das Kind gefragt, ob **beide Reihen gleich viele Knöpfe** enthalten. Wenn das Kind dies bejaht hat, werden die Knöpfe in einer der beiden Reihen weiter auseinandergelegt. Danach wird das Kind gefragt, ob beide Reihen gleich viele Knöpfe enthalten oder ob eine Reihe mehr Knöpfe enthält. Ein Vorschulkind würde nun davon ausgehen, dass **die breitere Reihe mehr Knöpfe** umfasst. Hier imponiert die größere Breite und führt damit zu diesem Urteil.

Die **Zentrierung auf einzelne Dimensionen** lässt sich auch daran zeigen, dass viele jüngere Kinder Probleme damit haben, **Gegenstände nach mehr als einem Kriterium gleichzeitig zu ordnen.** Wenn beispielsweise Spielsteine (wie Legosteine) nach Farbe und Form sortiert werden sollen, wird häufig nur ein Ordnungskriterium beachtet (aber nicht beide gleichzeitig).

Was folgt daraus?

Die Aufgaben weisen darauf hin, dass ein Kind im Vorschulalter häufig noch **Schwierigkeiten zu einem mehrdimensionalen und prozesshaften Denken** hat. Dies bedeutet gleichzeitig, dass es für Kinder in diesem Alter noch zu **Überforderungen führen kann, wenn allzu komplexe Aufgaben von ihnen verlangt werden.** Als Bezugspersonen sollte man sich darauf einstellen und Anforderungen so stellen, dass Überforderungen vermieden werden. So sollten beispielsweise Aufgaben, die die gleichzeitige Berücksichtigung mehrerer Dimensionen erfordern, eher zurückhaltend gestellt werden.

Es kann allerdings auch sinnvoll sein, Aufgaben zur Mengenerhaltung zu nutzen, **um die Denkentwicklung von Kindern zu fördern.** In einem Experiment mit zwei Knopfreihen sagte ein Vorschulkind beispielsweise erwartungsgemäß, dass die weiter auseinandergelegte Knopfreihe mehr Knöpfe enthält. Da das Kind schon zählen konnte, zählte es beide Reihen daraufhin nach. Der ursprüngliche **Wahrnehmungseindruck stand daraufhin jedoch offensichtlich im Widerspruch zum Zählergebnis.** Man kann nun davon ausgehen, dass **durch die erkannte Diskrepanz** ein Denkprozess ausgelöst wird, der dem Kind zeigt, dass der Wahrnehmungseindruck in diesem Fall trog und die Reihen tatsächlich gleich viele Knöpfe enthielten.

Die Bezugsperson kann also gezielt **Diskrepanzen im Denken eines Kindes aufzeigen** und dadurch Anstöße zur Weiterentwicklung geben. Nach Piaget sollte es sich um „**dosierte Diskrepanzen**" handeln, die nahe an den Auffassungsmöglichkeiten eines Kindes liegen und dadurch neue Denkprozesse anstoßen können (Lohaus und Vierhaus 2019).

Es hat sich vielfach gezeigt, dass manche Denkfehler im Kindesalter aufgehoben werden, wenn man **eine geringere Aufgabenschwierigkeit** wählt.

Mit anderen Worten: Wenn die Aufgabe erleichtert wird (indem beispielsweise genau erklärt wird, dass die gleiche Wassermenge in beide Gläser umgefüllt wird, indem auf die Höhe und Breite der Umschüttgefäße hingewiesen wird etc.), können Aufgaben vielleicht auch schon früher gelöst werden, als es die Originalaufgaben nach Piaget nahelegen. Dies bedeutet, dass die Kompetenzen von Kindern dadurch **unter Umständen unterschätzt werden.** Gleichzeitig zeigt dies auch, dass **Hilfestellungen seitens der Bezugspersonen** dazu beitragen können, Kindern das Verständnis mancher Aufgabenstellungen zu erleichtern.

Literatur

Lohaus, A. & Vierhaus, M. (2019). *Entwicklungspsychologie des Kindes- und Jugendalters.* Heidelberg: Springer.

Scharlau, I. (2013). *Jean Piaget zur Einführung.* Hamburg: Junius Verlag.

Siegler, R., Eisenberg, N., DeLoache, J. & Saffran, J. (2016). *Entwicklungspsychologie im Kindes- und Jugendalter.* Heidelberg: Springer.

41

Frühe Wissensbestände

Hintergrund

Kinder haben in der Regel vom Beginn ihrer Entwicklung an **großes Interesse** daran, ihr **Wissen über die Welt zu erweitern.** Manches Wissen kann sogar **überlebenswichtig** sein (wie beispielsweise das Wissen, dass von manchen Tieren Gefahren ausgehen und welche Tiere das sein können).

> Es ist anzunehmen, dass schon **evolutionsbiologisch eine besondere Lernbereitschaft** für Wissen entstanden ist, das für das **eigene Überleben** relevant ist.

So ist beispielsweise bekannt, dass Kinder eine besondere Aufmerksamkeit für Schlangen zeigen und sie auf Bildern schneller erkennen als Blumen, Frösche oder Raupen. Wenn Kindern zwei Videos mit einer Schlange und einem anderen Tier nebeneinander gezeigt werden und sie gleichzeitig ein Audio mit einer fröhlichen oder einer ängstlichen Stimme hören, schauen sie bei der ängstlichen Stimme auf das Video mit der Schlange (→ Ängste). Für die Kinder ist also die Schlange mit Angst assoziiert (Thrasher und LoBue 2016). Auch lassen sich Ängste vor bestimmten Tieren (wie beispielsweise Spinnen) leichter aufbauen als vor anderen Tieren (wie beispielsweise Meerschweinchen).

Auch **physikalisches Grundwissen** lässt sich bei Kindern sehr früh nachweisen. Wenn beispielsweise zwei solide Objekte aufeinandertreffen, erwarten schon Säuglinge, dass sie sich nicht durchdringen können. Weiterhin erwarten sie, dass solide Objekte nicht frei in der Luft schweben

A. Lohaus, *Kindliche Kompetenzen*, https://doi.org/10.1007/978-3-662-63051-8_41

können, sondern herunterfallen, wenn sie nicht mit einem anderen soliden Objekt verbunden sind (Baillargeon 1995). Um dies herauszufinden, zeigt man Säuglingen **mögliche und unmögliche physikalische Ereignisse.** Aus ihrem **Blickverhalten** (wenn sie das eigentlich unmögliche Ereignis länger betrachten) kann man schließen, dass das unmögliche Ereignis nicht ihren impliziten Erwartungen entspricht. Man kann aus solchen Experimenten folgern, dass schon sehr früh im Leben einige **physikalische Grundprinzipien** bekannt sind, wobei dieses Wissen dann im Laufe der weiteren Entwicklung ausgebaut wird.

Ein weiterer Bereich, in dem bereits früh ein Grundwissen entsteht, bezieht sich auf die Entwicklung **psychologischer Wissensbestände.** Es ist beispielsweise wichtig, die eigenen Bezugspersonen von fremden Personen unterscheiden zu können und auch allmählich ihr Verhalten einschätzen und vorhersagen zu können. Auch für die Integration in sozialen Gruppen ist es wichtig, über eine gewisse Menschenkenntnis sowie soziale Kompetenz zu verfügen. Es geht hier letztlich um die **Entwicklung einer „Theory of Mind" bzw. einer Alltagspsychologie** (→ Theory of Mind), die dabei hilft, das Erleben und Verhalten anderer Menschen zu verstehen und das eigene Erleben und Verhalten darauf abzustimmen (Förstl 2012).

Man kann also zusammenfassend festhalten, dass vor allem in den Bereichen **Biologie, Physik und Psychologie** schon sehr früh ein Grundwissen entsteht, das aufgrund einer **besonderen Lernbereitschaft** in diesen Bereichen schnell ausgebaut wird. Dies dürfte gleichzeitig **evolutionsbiologisch sinnvoll** sein, weil es sich hier um Wissen handelt, das zu einer schnellen Anpassung an die materielle und soziale Umgebung beiträgt.

Was können Sie beobachten?
Ein **großes Interesse an Fragen der Biologie** lässt sich im Vorschulalter gut beobachten. Spätestens mit vier Jahren sind sich Kinder beispielsweise darüber bewusst, dass **Lebewesen bestimmte biologische Prozesse** durchlaufen, die sie von nicht-belebten Objekten unterscheiden. Lebewesen können wachsen, sie können erkranken oder sich fortpflanzen. Kinder mit drei bis vier Jahren wissen beispielsweise, dass Tiere zu selbstgenerierten Bewegungen fähig sind, unbelebte Gegenstände dagegen nicht. Sie wissen auch, dass Tiere im Laufe des Lebens wachsen, während unbelebte Gegenstände nicht wachsen oder größer werden (Lohaus und Ball 2006). Andererseits sind die Kategorien des Belebten und des Unbelebten in diesem Alter häufig **noch nicht so definiert wie bei Erwachsenen.** So denken viele Kinder im Vorschulalter, dass Pflanzen (wie Sträucher oder Bäume) zu den unbelebten Objekten gehören. Erst im Laufe des Schulalters scheinen die

meisten Kinder auch die Pflanzen zu den Lebewesen zu zählen (Hatano et al. 1993).

Erkennen lässt sich das besondere Interesse an biologischen, psychologischen und physikalischen Phänomenen **an den vielen Fragen,** die Kinder zu diesen Themen stellen. Vor allem zu biologischen Themen können Bezugspersonen das besondere Interesse anhand von Fragen zu Tierarten, Eigenschaften von Tieren und ihrem Verhalten (z. B. nach der Gefährlichkeit, nach dem bevorzugten Fressen, nach der Geschwindigkeit des Laufens etc.) erkennen. Viele Kinder **lieben darüber hinaus Zoobesuche und den Umgang mit Tieren** (auch wenn die bevorzugten Tierarten individuell unterschiedlich sein mögen).

Was folgt daraus?
Kinder im Vorschulalter können sich noch nicht selbst informieren und sind darauf angewiesen, **bei Wissensfragen von ihren Bezugspersonen informiert zu werden.** Dementsprechend kommen täglich viele Fragen auf und Bezugspersonen sollten sich die Zeit nehmen, sich um ihre Beantwortung zu kümmern. Wenn es gerade nicht passt, kann man sicherlich gemeinsam einen späteren Zeitpunkt festlegen, um auf die Fragen einzugehen. So kann man beispielsweise darauf hinweisen, dass man in einem Telefonat nicht gestört werden möchte, dass danach jedoch Zeit ist, die Fragen zu besprechen. Es kann auch sinnvoll sein, **gemeinsam in einem Buch oder im Internet nachzuschauen,** um schon frühzeitig zu zeigen, dass auch ein Erwachsener nicht alles wissen kann, dass es aber andere Möglichkeiten gibt, dann Unterstützung zu bekommen. Auch altersadäquate Wissenssendungen im Fernsehen können Kinder bereits im Vorschulalter in ihrem Wissensaufbau unterstützen. Sinnvoll ist dabei das **gemeinsame Anschauen mit Bezugspersonen,** da dann auch weitergehende Fragen noch besprochen werden können.

Wo es sich anbietet, kann man **Kinder auch experimentieren lassen,** um sich selbst das gewünschte Wissen anzueignen. Ab wann fällt ein Gegenstand herunter, wenn man ihn an die Kante eines Tisches legt? Was muss man dabei beachten? Dadurch kommt das Kind in eine **aktive Rolle** und rezipiert nicht nur Wissen. Gleichzeitig lernen Kinder, dass man auch durch Experimentieren eigene Erkenntnisse gewinnen kann.

Es sollte auch bedacht werden, dass **fehlendes Wissen** gelegentlich die Grundlage von zunächst **unerklärlichen kindlichen Verhaltensweisen** sein kann (→ Ängste). In einer Kurzgeschichte von Hemingway, die in den USA spielt, entwickelt ein Junge große Angst, sterben zu müssen, weil er mithört, dass der behandelnde Arzt 102 Grad Fieber gemessen hat. Bei einem Aufenthalt in Frankreich hat der Junge von anderen Kindern gehört, dass man bei einer Temperatur jenseits von 44 Grad stirbt. Erst als er viel später von seinem Vater den Unterschied zwischen einer Fahrenheit- und einer Celsius-Skala erklärt bekommen hat, kann er sich nach vielen Stunden der Angst langsam wieder beruhigen.

Es gibt viele ähnliche Beispiele, die zeigen, dass ein **falsches, fehlendes oder unzureichendes Wissen** gerade bei Kindern **zu großer Beunruhigung führen** kann. Bei unerklärlichen emotionalen Reaktionen oder Verhaltensweisen kann es also auch sinnvoll sein, mit Kindern über ihr Verständnis der auslösenden Situation ins Gespräch zu kommen.

Literatur

Baillargeon, R. (1995). A model of physical reasoning in infancy. In C. Rovee-Collier & L. P. Lipsitt (Hrsg.), *Advances in infancy research* (S. 305–371). Nordwood: Ablex.

Förstl, H. (2012). *Theory of Mind: Neurobiologie und Psychologie sozialen Verhaltens.* Heidelberg: Springer.

Hatano, G., Siegler, R.S., Richards, D.D., Inagaki, K., Stavy, R. & Wax, N. (1993). The development of biological knowledge: A multi-national study. *Cognitive Development, 8,* 47-62.

Lohaus, A. & Ball, J. (2006). *Gesundheit und Krankheit aus der Sicht von Kindern* (zweite, überarbeitete und erweiterte Auflage). Göttingen: Hogrefe.

Thrasher, C. & LoBue, V. (2016). Do infants find snakes aversive? Infants' physiological responses to "fear-relevant" stimuli. *Journal of Experimental Child Psychology, 142,* 382-390.

42

Geschlechtsidentität

Hintergrund

Die Unterscheidung zwischen „weiblich" und „männlich" gehört zu den **frühesten Unterscheidungen,** die Kinder treffen können. So schauen bereits 18 Monate alte Kinder beispielsweise auf ein Bild von einem Mann, wenn sie das Wort „Mann" hören, und auf das Bild von einer Frau, wenn sie das Wort „Frau" hören (Bussey 2011).

> Das **Geschlecht** gehört neben Alter und Vertrautheit zu den ersten Unterscheidungsmerkmalen, die Kinder zur Unterscheidung von Menschen in ihrer sozialen Umgebung nutzen.

Darüber hinaus lässt sich konstatieren, dass Kinder beiderlei Geschlechts schon spätestens im zweiten Lebensjahr eine **Präferenz für typische Aktivitäten oder Spielzeugobjekte zeigen,** die mit dem eigenen Geschlecht assoziiert sind (Serbin et al. 2001). Diese Präferenzen entstehen häufig sogar schon, bevor Kinder sich selbst durch entsprechende Benennung einem Geschlecht zuordnen können (wie beispielsweise „Ich bin ein Mädchen").

Diese Unterscheidungen und Präferenzen werden offenbar zu einem Zeitpunkt entwickelt, an dem die Kinder **noch keine klare Geschlechtsidentität** erworben haben. Mit Geschlechtsidentität ist gemeint, dass sie nicht nur ihr eigenes Geschlecht benennen können, sondern auch verstanden haben, dass die **Zugehörigkeit zu einer Geschlechtsgruppe über die Zeit stabil und konsistent bestehen bleibt.** Diese Erkenntnis entwickeln die meisten

A. Lohaus, *Kindliche Kompetenzen,* https://doi.org/10.1007/978-3-662-63051-8_42

Kinder erst im Laufe des Vorschulalters. Das Geschlecht wird erst danach als ein **festes Merkmal** angesehen, das man nicht beispielsweise durch eine Änderung des äußerlichen Erscheinungsbildes verändern kann. Ein Mädchen bleibt typischerweise ein Mädchen und ein Junge bleibt ein Junge.

Wenn eine Geschlechtsidentität entwickelt wurde, nimmt das **Geschlecht als soziale Kategorisierungsvariable** häufig weiter an Bedeutung zu. Dahinter steht die Überzeugung, dass andere Mitglieder des eigenen Geschlechts bestimmte Eigenschaften und Merkmale teilen, ähnliche Präferenzen haben und ähnliche Konsequenzen für ihr Verhalten erfahren (Bussey 2011). Man sucht also nach **Gemeinsamkeiten und Unterschieden,** die die Geschlechtsgruppen charakterisieren. Im Entwicklungsverlauf bedeutet dies beispielsweise, dass manche Eigenschaften und Merkmale zunächst sehr **rigide einer der beiden Geschlechtsgruppen** zugeordnet werden (z. B. nur Mädchen spielen mit Puppen). Erst am Ende des Vorschulalters bzw. beim Übergang in das Schulalter **erfolgen die Zuordnungen von Eigenschaften und Merkmalen flexibler** (z. B. es spielen vielleicht mehr Mädchen mit Puppen, aber auch manche Jungen). Wie in vielen anderen Entwicklungsbereichen entwickelt sich erst allmählich eine differenziertere Sicht auf die Umgebung (Trautner et al. 2005).

Was können Sie beobachten?
Eine entscheidende Veränderung, die sich im Verlauf des Vorschulalters einstellt, ist die Erkenntnis, dass das **Geschlecht sich nicht verändert, wenn man das äußere Aussehen ändert** (Kohlberg 1966). Ob ein Vorschulkind in diesem Sinne eine Geschlechtsidentität entwickelt hat, lässt sich beispielsweise feststellen, indem man einer Puppe, die vom Erscheinungsbild her zunächst eindeutig männlich ist, als Mädchen verkleidet und dann fragt, ob die Puppe nun ein Mädchen ist. Ein Kind, das noch nicht über ein Verständnis der Geschlechtsidentität verfügt, würde davon ausgehen, dass durch die Änderung der äußeren Erscheinung auch das Geschlecht verändert würde. Dies ist auch dadurch bedingt, dass viele Kinder in einem Alter von etwa drei bis vier Jahren noch nicht hinreichend zwischen **Schein und Wirklichkeit** unterscheiden können.

In eine ähnliche Richtung geht die Frage, ob ein Mädchen **später im Erwachsenenalter eine Mutter wird und ob es auch ein Vater sein kann.** Ein dreijähriges Mädchen wird möglicherweise zunächst sagen, dass es eine Mutter sein wird, aber wenn man nachfragt, ob auch die Möglichkeit besteht, ein Vater zu sein, wird dies möglicherweise nicht ausgeschlossen. Analog würde dies auch für einen Jungen gelten, wenn man entsprechend fragt.

Häufig entsteht die Erkenntnis einer Unveränderbarkeit des Geschlechts parallel zu der Erkenntnis, dass die **biologischen (primären) Geschlechtsmerkmale entscheidend sind** und dass sie typischerweise nicht änderbar sind. Spätestens wenn diese Erkenntnis gewonnen ist, verstehen die meisten Vorschulkinder, dass das Geschlecht im Regelfall nicht änderbar ist, sondern über die Zeit hinweg stabil und konsistent bestehen bleibt. Auch äußere Veränderungen ändern dann nichts an der Geschlechtszugehörigkeit.

Die **Rigidität bzw. Flexibilität** bei der Zuordnung von Eigenschaften und Merkmalen zu Geschlechtsgruppen wurde in der Studie von Trautner et al. (2005) dadurch nachgewiesen, dass Vorschul- und Schulkindern Eigenschaften und Merkmale genannt wurden. Sie sollten jeweils sagen, ob sie nur zu Mädchen, zu mehr Mädchen als Jungen, zu Mädchen und Jungen gleichermaßen, zu mehr Jungen als Mädchen oder nur zu Jungen passen. Wenn ein Merkmal wie „mit Autos spielen" nur Jungen zugeordnet würde, spräche dies für eine sehr rigide Zuordnung zu einer Geschlechtsgruppe. Wenn das Merkmal beispielsweise mehr Jungen als Mädchen zugeordnet würde, entspräche dies einer deutlich flexibleren Sichtweise. Wenn man einige Merkmale und Eigenschaften zusammenstellen und damit ein Kind in einem **Alter von drei bis vier Jahren** befragen würde, sollte der Anteil der rigiden Zuordnungen deutlich höher ausfallen als **bei einem fünf- bis sechsjährigen Kind.** Wenn ein Kind zu rigiden Zuordnungen neigt, könnte man auch anhand von Beispielen aus der sozialen Umgebung mit dem Kind zusammen prüfen, ob die Zuordnungen tatsächlich immer so eindeutig sind.

Was folgt daraus?

Auch wenn sich die Geschlechtsrollen über die vergangenen Jahre und Jahrzehnte stärker angeglichen haben, gibt es noch immer **viele stereotype Vorstellungen** über die Eigenschaften und Merkmale, die die Geschlechtsgruppen charakterisieren. Dies lässt sich vielfach **schon im Vorschulalter** zeigen, wenn man Kinder danach fragt (Bussey 2011). Es lässt sich in vielen Fällen belegen, wenn man (wie oben beschrieben) Kinder für Eigenschaften und Merkmale Geschlechtszuordnungen vornehmen lässt.

Da das Geschlecht ein **gut beobachtbares Merkmal** ist, liegt es für Kinder ausgesprochen nahe, das Geschlecht als Kategorisierungsmerkmal zu nutzen, um die soziale Umgebung zu verstehen. Es besteht dementsprechend ein großes Interesse daran, Eigenschaften und Merkmale zu identifizieren, die mit den Geschlechtern assoziiert sind.

Hinzu kommt, dass auch die **Erwartungen von Bezugspersonen an das Verhalten von Mädchen und Jungen** häufig unterschiedlich sind, sodass auch dadurch dazu beigetragen wird, längerfristig ein unterschiedliches Erleben und Verhalten zu entwickeln (Bussey 2011). Selbst wenn sich die Bezugspersonen ausgesprochen **geschlechtsneutral in ihren Erziehungs-bemühungen verhalten,** sind damit weitere Einflüsse (z. B. durch Medien oder Gleichaltrige) allerdings nicht ausgeschlossen, da diese häufig eben-falls dazu beitragen, Vorstellungen über Geschlechtsunterschiede **weiter zu tradieren.**

Während Kohlberg (1966) die Geschlechtsidentitätsentwicklung ledig-lich im Kindesalter betrachtet hatte, wurde danach immer deutlicher, dass es hier um einen **lebenslangen Entwicklungsprozess** geht, der möglicherweise auch zu **Neuorientierungen hinsichtlich der eigenen Geschlechtsidenti-tät** führen kann. **Weiterentwicklungs- und Wandlungsprozesse** finden sich jedoch nicht nur auf der individuellen, sondern auch auf der gesellschaft-lichen Ebene, sodass man davon ausgehen kann, dass es längerfristig zu vielfältigen Änderungen bei Geschlechtsidentitäten und Geschlechtsrollen-vorstellungen kommen wird, wobei sich **individueller und gesellschaft-licher Wandel gegenseitig beeinflussen.**

Literatur

Bussey, K. (2011). Gender identity development. In S. Schwartz, K. Luyckx & V. Vignoles (Eds.), *Handbook of identity theory and research* (pp. 603-628). New York: Springer.

Kohlberg, L. (1966). A cognitive-developmental analysis of children's sex-role concepts and attitudes. In E. E. Maccoby (Ed.), *The development of sex differences* (pp. 82-173). Stanford, CA: Stanford University Press.

Serbin, L. A., Poulin-Dubois, D., Colburne, K. A., Sen, M. G., & Eichstedt, J. A. (2001). Gender stereotyping in infancy: Visual preferences for and knowledge of gender-stereotyped toys in the second year. *International Journal of Behavioral Development, 25*, 7-15.

Trautner, H. M., Ruble, D. N., Cyphers, L., Kirsten, B., Behrendt, R., & Hart-mann, P. (2005). Rigidity and flexibility of gender stereotypes in children: Developmental or differential? *Infant and Child Development, 14*, 365-381.

43

Geschlechtspräferenzen

Hintergrund

Schon im ersten Lebensjahr lassen sich **Tendenzen zu geschlechts-abhängigen Präferenzen** nachweisen. So schauten beispielsweise drei bis acht Monate alte Mädchen länger auf eine Puppe als auf einen LKW, während Jungen wiederum länger einen LKW als eine Puppe betrachteten, wenn ihnen beide Spielzeuge gleichzeitig dargeboten wurden (Alexander et al. 2009).

> Bei **geschlechtsabhängigen Präferenzen** geht es um Vorlieben für Personen und Objekte, die in Abhängigkeit vom Geschlecht des Kindes (Mädchen versus Jungen) entstehen.

In einer Studie von Todd et al. (2017) mit Kindern zwischen 9 und 32 Monaten konnten ebenfalls **geschlechtsabhängige Präferenzen für Spielzeuge** gefunden werden, wobei hier deutlich wurde, dass die Präferenz-unterschiede zwischen Mädchen und Jungen über das Alter hinweg zunahmen. Bemerkenswert ist daran vor allem, dass diese Präferenzunter-schiede zu einem Zeitpunkt in Erscheinung treten, an dem die Kinder **noch keine Geschlechtsidentität** entwickelt haben (→ Geschlechtsidenti-tät): Obwohl sie offensichtlich noch kein explizites Bewusstsein entwickelt haben, dass sie selbst ein Junge bzw. ein Mädchen sind, interessieren sie sich schon stärker für männlich bzw. weiblich stereotypisiertes Spielzeug.

© Der/die Autor(en), exklusiv lizenziert durch Springer-Verlag GmbH, DE, ein Teil von Springer Nature 2021
A. Lohaus, *Kindliche Kompetenzen*, https://doi.org/10.1007/978-3-662-63051-8_43

Es gibt Hinweise darauf, dass **biologische Prädispositionen** für diese unterschiedlichen Präferenzen verantwortlich sein könnten. Belegt wird dies dadurch, dass Mädchen, die vorgeburtlich **erhöhten Mengen männlicher Geschlechtshormone** ausgesetzt waren, eine stärkere Vorliebe für männlich stereotypisiertes Spielzeug entwickeln (Alexander 2003). Auch zeigen sich bei **Rhesusaffen interessanterweise geschlechtsbezogene Spielzeugpräferenzen,** die denen von Kindern ähneln (Hassett et al. 2008). Es kann also möglicherweise **evolutionsbiologische Grundlagen** für die frühen Präferenzunterschiede geben.

Auf der anderen Seite lässt sich nicht ausschließen, dass die Präferenzunterschiede auch durch ein **unterschiedliches Sozialisationsverhalten von Bezugspersonen** beeinflusst werden. Häufig werden Mädchen und Jungen bereits früh bevorzugt mit unterschiedlichem Spielzeug konfrontiert, was wiederum die Präferenzen beeinflussen könnte. Auch **Ermunterungen zu Spielaktivitäten,** die für geschlechtsangemessen gehalten werden, können hierbei eine Rolle spielen.

Geschlechtsabhängige Präferenzen zeigen sich jedoch nicht nur in Spielzeugwahlen, sondern auch in der **Wahl von Spielpartnern.** Man kann häufig – vor allem im Vorschulalter, aber auch noch im Grundschulalter – beobachten, dass Mädchen bevorzugt mit Mädchen spielen und Jungen mit Jungen. Dieses Phänomen wird häufig als eine **Tendenz zur Geschlechtertrennung** bezeichnet. Es ist zu vermuten, dass dabei Bezüge zu den Spielzeugpräferenzen bestehen. Durch die unterschiedlichen Präferenzen für Spielzeuge und auch Spielaktivitäten finden sich Mädchen und Jungen zu unterschiedlichen **Gruppen mit jeweils ähnlichen Interessen** zusammen. Die Tendenz zur Geschlechtertrennung erreicht ihren Höhepunkt im Grundschulalter und nimmt **erst im Jugendalter deutlich ab,** weil dann das Interesse am jeweils anderen Geschlecht in den meisten Fällen größer wird.

Was können Sie beobachten?

Spielzeugpräferenzen lassen sich **im Alltag sehr gut beobachten.** Man kann problemlos sehen, mit welchem Spielzeug Jungen und Mädchen bevorzugt spielen. Interessant ist in diesem Zusammenhang, dass sich mögliche Unterschiede nicht nur im unmittelbaren Spielverhalten, sondern auch in den **Spielzeugwünschen** erkennen lassen. So zeigten sich beispielsweise in Auswertungen von Briefen an den Nikolaus, dass sich auch die Spielzeugwünsche von Mädchen und Jungen deutlich unterscheiden. So wünschen sich Jungen vor allem Spielzeuge wie Fahrzeuge, Autos und Lastwagen, während bei Mädchen Puppen oder Haushaltsgegenstände hoch im Kurs standen (Trautner 1991). Eine interessante Alternative dazu kann sein, mit einem Kind die **Spielzeugabteilung eines Kaufhauses** zu besuchen. Wenn man sich anschaut, welches Spielzeug es mit dem größten Interesse beachtet, bekommt man auch dadurch einen Eindruck über die bevorzugten Spielzeuge und Spielaktivitäten.

Die Tendenz zur Geschlechtertrennung lässt sich im Vorschulalter häufig finden. Eine gute Gelegenheit zur Beobachtung bietet der **Besuch einer gemischtgeschlechtlichen Gruppe in einer Kindertagesstätte.** Häufig findet man dort sogar **besondere Ecken,** die vor allem von Jungen bzw. vor allem von Mädchen frequentiert werden. Auch die Kinder, die als **Freundinnen bzw. Freunde benannt werden,** können aufschlussreich sein. So werden viele Mädchen vor allem Freundinnen benennen und viele Jungen vor allem Freunde. Dies spiegelt sich nicht selten auch in den Einladungen zu Kindergeburtstagen, die häufig ebenfalls Geschlechtspräferenzen offenlegen.

Was folgt daraus?
Geschlechtsbezogene Präferenzen sind grundsätzlich nicht bei allen Kindern in gleichem Maße ausgeprägt. Insofern gibt es sehr wohl auch Jungen, die gern mit Puppen spielen, und Mädchen, die Spaß daran haben, mit Lastwagen zu spielen. Auch die Tendenz zur Geschlechtertrennung kann unterschiedlich ausgeprägt sein.

Wenn jedoch Tendenzen zu geschlechtstypischen Spielzeugpräferenzen oder zur Geschlechtertrennung vorhanden sind, ist es **nicht immer einfach, ihnen entgegenzuwirken.** Häufig werden die präferierten Spielzeuge und Spielpartner auch deshalb bevorzugt, weil damit **mehr Freude und mehr Zufriedenheit** verbunden ist (Lohaus und Vierhaus 2019).

Wenn Bezugspersonen daran interessiert sind, traditionelle Rollenverteilungen und Rollenvorstellungen aufzuweichen, indem sie Kindern gegengeschlechtlich stereotypisierte Spielzeuge zum Spielen geben (also z. B. einem Jungen eine Puppe schenken), muss dies auch aus weiteren Gründen nicht zum Erfolg führen. Häufig erleben Kinder in solchen Fällen **Zurechtweisungen durch die Gleichaltrigengruppe,** die wiederum den **Erziehungsbemühungen der Bezugspersonen entgegenlaufen** (und häufig sogar wirksamer sind). So kann der Hinweis aus der Jungengruppe, dass Jungen nicht mit Puppen spielen und dass dies etwas für Mädchen ist, einem Jungen sehr deutlich bewusst werden lassen, dass er sich im Hinblick auf das eigene Geschlecht nicht angemessen verhält. Wenn der **Junge in der Jungengruppe akzeptiert werden will,** wird er nun möglicherweise nicht mehr mit einer Puppe spielen (vor allem wenn er für sein Verhalten auch noch Lacher aus der Jungengruppe kassiert hat). Die Bemühungen der

Bezugspersonen können also **mit anderen Erfahrungen im Konflikt stehen** (wobei auch noch die **Sozialisationseinflüsse durch Medien** zu bedenken sind).

Auch wenn dies **frustrierende Erfahrungen** nach sich ziehen kann, sollten Kinder ermuntert werden, sich verstärkt von traditionellen Rollenvorstellungen zu lösen und ein breites Spektrum an Erfahrungen mit Spielaktivitäten und auch mit Spielpartnern zuzulassen. Gelegentliche **Angebote von Alternativen** können dabei ebenso unterstützen wie eine **gezielte Verstärkung** (z. B. durch Lob und Unterstützung), wenn ein Kind Spielaktivitäten und Spielpartner wählt, die ein breites Spektrum an Erfahrungen ermöglichen und einer Einengung auf traditionelle Geschlechtsrollenvorstellungen entgegenwirken.

Literatur

Alexander, G.M. (2003). An evolutionary perspective of sex-typed toy perferences: Pink, blue, and the brain. *Archives of Sexual Behavior, 32*, 7-14.

Alexander, G.M., Wilcox, T. & Woods, R. (2009). Sex differences in infants' visual interest in toys. *Archives of Sexual Behavior, 38*, 427-433.

Hassett,, J.M., Siebert, E.R. & Wallen, K. (2008). Sex differences in rhesus monkey toy preferences parallel those of children. *Homones and Behavior, 54*, 359-364.

Lohaus, A. & Vierhaus, M. (2019). *Entwicklungspsychologie des Kindes- und Jugendalters*. Heidelberg: Springer.

Todd, B.K., Barry, J.A. & Thommessen, S.A.O. (2017). Preferences for "gendertyped" toys in boys and girls aged 9 to 32 months. *Infant and Child Development, 26*, e1986.

Trautner, H.M. (1991) *Lehrbuch der Entwicklungspsychologie, Band 2: Theorien und Befunde*. Göttingen: Hogrefe.

44

Gleichaltrigenbeziehungen

Hintergrund

Die ersten sozialen Beziehungen von Kindern spielen sich typischerweise **innerhalb des familiären Kontextes** ab. Spätestens mit dem Übergang in eine Kindertagesstätte kommen Vorschulkinder verstärkt **mit anderen Kindern gleichen Alters in Kontakt.**

> Für Kinder im Vorschulalter gehört der Aufbau von **Sozialbeziehungen zu Gleichaltrigen** zu den zentralen Entwicklungsaufgaben, die sich durch den verstärkten Kontakt mit gleichaltrigen Kindern ergeben.

Die Kinder müssen nun lernen, **neue Sozialbeziehungen aufzubauen** und **sich in eine Gleichaltrigengruppe zu integrieren.** Die Lernerfahrungen im Umgang mit Gleichaltrigen spielen eine wesentliche Rolle beim Aufbau **sozialer Kompetenzen.** Das Besondere an Gleichaltrigenbeziehungen besteht dabei darin, dass in diesen Beziehungen **kein Autoritätsgefälle** (wie bei Erwachsenen-Kind-Beziehungen) besteht. Dies bedeutet beispielsweise, dass Regeln (z. B. beim Spiel) mit anderen Kindern ausgehandelt werden müssen (und nicht durch Autoritätspersonen bestimmt werden). Dadurch kann es auch zu **Konflikten** kommen, wenn die (prinzipiell gleichberechtigten) Interessen verschiedener Kinder aufeinandertreffen. Die Kinder lernen dadurch, auch mit Konflikten umzugehen und Lösungen für Konfliktsituationen zu finden (Vierhaus und Wendt 2018). Umgekehrt lernen Kinder auch zu **kooperieren.** Während kleinere Kinder eher nebeneinander (aber nicht miteinander) spielen (was auch als Parallel-spiel bezeichnet wird), kommt es zunehmend zu einem **sozialen bzw. kooperativen Spiel**, das gemeinsam stattfindet (und auch über einen längeren Zeitraum aufrechterhalten werden kann).

Beim Eintritt in eine Kindergruppe lässt sich häufig beobachten, dass es erstmals auch zu **sozialen Hierarchiebildungen** kommt. Einige Kinder sind beispielsweise beliebter als andere, sodass sie schnell Kontakt zu anderen Kindern finden, während sich andere Kinder dabei eher schwertun. **Beliebte Kinder** sind häufig freundlich, umgänglich und kooperativ. Von diesen Kindern lassen sich die eher **abgelehnten Kinder** abgrenzen, die entweder durch ihr aggressives Verhalten auffallen und deshalb von anderen Kindern abgelehnt werden (→ Aggression) oder die wegen ihres zurück-gezogenen, schüchternen und ängstlichen Verhaltens auf wenig Akzeptanz stoßen (→ Ängste). Von diesen Gruppen lässt sich weiterhin die Gruppe der **ignorierten Kinder** abgrenzen, die von den gleichaltrigen Kindern weder besonders gemocht noch abgelehnt werden. Diese Kinder sind häufig nicht sehr gesellig, fallen aber auch nicht durch aggressives Verhalten auf. Eine weitere Gruppe bilden die **kontroversen Kinder**, die in der Kindergruppe umstritten sind und sowohl positive als auch negative Reaktionen hervor-rufen. Sie zeigen in manchen Situationen störendes Verhalten oder Wutaus-brüche, sind in anderen Situationen jedoch kooperativ und sozial engagiert (Lohaus und Vierhaus 2019).

Aus den Gleichaltrigenbeziehungen im Vorschulalter können auch bereits erste **Freundschaften** entstehen. Sie sind meistens dadurch charakterisiert, dass viel Zeit miteinander verbracht wird und ähnliche Interessen (z. B. beim Spielen) bestehen. Auch unter befreundeten Kindern kommt es nicht selten zu Konflikten, wobei sie jedoch auch häufig über **angemessenere Strategien verfügen, um Konflikte beizulegen** (z. B. durch Verhandeln, Nachgeben, Wechsel der konfliktauslösenden Aktivität etc.; Fabes et al. 1996).

Viele Kinder bemerken spätestens durch den Eintritt in eine Kinder-gruppe durch den **sozialen Vergleich mit den anderen Kindern,** dass es Unterschiede zwischen Kindern gibt (z. B. hinsichtlich ihrer Beliebtheit, ihrer Kompetenzen, ihres Verhaltens, ihres Aussehens etc.). Auch wenn das Selbstkonzept und die Selbstwertschätzung im Vorschulalter häufig noch sehr positiv geprägt ist (→ Selbstkonzept) und vieles durch die familiären Beziehungen aufgefangen werden kann, kann man davon ausgehen, dass die Sozialbeziehungen im Kindesalter auch **das Selbstkonzept mitprägen und zu einer zunehmend realistischeren Selbsteinschätzung** beitragen.

Was können Sie beobachten?

Häufig spielen Kinder schon in der Familie beispielsweise Gesellschaftsspiele und **lernen dabei die Regeln,** nach denen gespielt wird. Es kann interessant sein zu beobachten, was geschieht, wenn zwei Kinder aus unterschiedlichen Familien ein Spiel erstmals miteinander spielen, das sie mit **leicht abweichenden Regeln** gelernt haben. Es wird dabei nicht selten zu der Situation kommen, dass beide Kinder darauf bestehen, die „richtigen" Regeln zu kennen. Da beide Kinder **gleichberechtigt sind,** kommt es nun darauf an, sich über die anzuwendenden Regeln durch einen **Aushandlungsprozess** zu verständigen. Eine wichtige Erkenntnis für die Kinder besteht dabei darin, dass Regeln nicht durch Autoritäten bindend festgesetzt werden, sondern dass sie in **gegenseitigem Einvernehmen** ausgehandelt werden können und damit **veränderbar** sind.

Gleichaltrigenbeziehungen lassen sich auch durch Hospitationen **in Kindergruppen beobachten.** Man kann häufig schon nach kurzer Zeit erkennen, welche Kinder **eher beliebt** sind (und Kontakt mit vielen anderen Kindern haben) und welche Kinder **eher zurückgezogen** und für sich selbst spielen. Auch Kinder, die durch **störendes und aggressives Verhalten** auffallen, lassen sich häufig leicht identifizieren. Es ist dabei gut möglich, dass eine **Diskrepanz** besteht zwischen dem Verhalten, das ein Kind in **vertrauter Umgebung** (z. B. im familiären Kontext) zeigt, und dem Verhalten in **weniger vertrauter Umgebung** (z. B. in der Kindertagesstätte ohne Anwesenheit der Bezugsperson). Es kann daher auch sinnvoll sein, mit den zuständigen Erzieherinnen oder Erziehern über deren Beobachtungen ins Gespräch zu kommen, um die **Eindrücke miteinander abzugleichen.**

Was folgt daraus?

Um Kindern eine positive Entwicklung zu ermöglichen (Aufbau sozialer Kompetenzen, Integration in soziale Gruppen), kann es sinnvoll sein, ihnen **frühzeitig Gelegenheit zu geben, Beziehungen zu anderen Kindern aufzubauen.** Dies bedeutet, dass Bezugspersonen Kindern frühzeitig Erfahrungen mit anderen gleichaltrigen Kindern ermöglichen sollten. Neben den bereits erwähnten Gruppenerfahrungen in Kindertagesstätten gibt es dazu viele andere Gelegenheiten, die Bezugspersonen nutzen können (wie Kinderspielplätze, Schwimmbäder, Freizeitangebote für Vorschulkinder etc.).

Da es möglich ist, dass Kinder in der Interaktion mit anderen Kindern **nicht nur positive Erfahrungen** machen, ist es wichtig, dass Bezugspersonen gegebenenfalls **weniger positive Erfahrungen auffangen** (indem sie Trost spenden oder darüber ins Gespräch kommen, welche Verhaltensalternativen es gegeben hätte etc.). Auch aus negativen Erfahrungen kann man lernen und **es kommt nicht darauf an, Kindern jedwede negative Erfahrung zu ersparen,** damit Bewältigungsstrategien auch zum Umgang mit negativen Erfahrungen aufgebaut werden. Für ein Kind ist dabei vor allem wichtig, dass es Rückhalt durch seine soziale Umgebung erhält und dass es dadurch seine Erfahrungen verarbeiten kann, ohne dass dadurch negative Folgen für die Selbstwertschätzung und die eigene Selbstwahrnehmung entstehen.

Literatur

Fabes, R.A., Eisenberg, N., Smith, M.C. & Murphy, B.C. (1996). Getting angry at peers: Associations with liking of the provocateur. *Child Development, 67,* 942-956.

Lohaus, A. & Vierhaus, M. (2019). *Entwicklungspsychologie des Kindes- und Jugendalters* (4. überarbeitete und erweiterte Auflage). Heidelberg: Springer.

Vierhaus, M. & Wendt, E.-V. (2018). Sozialbeziehungen zu Gleichaltrigen. In A. Lohaus (Hrsg.), *Entwicklungspsychologie des Jugendalters* (S. 139-167). Heidelberg: Springer.

45

Kommunikation

Hintergrund

Kommunikative Kompetenzen sind von zentraler Bedeutung, um **soziale Situationen zielführend und bedürfnisgerecht zu bewältigen** (Pfingsten 2021).

> Bei **kommunikativen Kompetenzen** geht es um die Fähigkeiten, Beziehungen zu anderen Menschen aufbauen, aufrechterhalten und gegebenenfalls auch in sozial angemessener Weise beenden zu können.

Um dies zu erreichen, ist es wichtig, **die eigenen Gedanken und Gefühle angemessen kommunizieren** zu können und gleichzeitig auch ein **Verständnis für die Gedanken und Gefühle der Menschen, mit denen man interagiert,** aufzubringen (→ Perspektivenübernahme). Weiterhin muss man **Strategien erlernen,** die den Umgang mit sozialen Problemen erleichtern (z. B. zur Konfliktlösung, zur Suche nach sozialer Unterstützung, zur Kooperation mit anderen Kindern etc.).

Um über kommunikative Kompetenzen zu verfügen, reicht es nicht aus, über ein umfangreiches sprachliches Vokabular zu verfügen, sondern es ist mindestens genauso wichtig, **das Vokabular sozial angemessen einsetzen zu können.** In einer Studie von Ramsook et al. (2020) wurden sowohl das verfügbare Vokabular als auch die sozialen Kommunikationskompetenzen bei vierjährigen Kindern erfasst. Hier zeigte sich, dass beides eine wichtige Rolle bei der **Vorhersage der späteren Schulleistungen** spielte. Der

© Der/die Autor(en), exklusiv lizenziert durch Springer-Verlag GmbH, DE, ein Teil von Springer Nature 2021
A. Lohaus, *Kindliche Kompetenzen,* https://doi.org/10.1007/978-3-662-63051-8_45

Zusammenhang zwischen den kommunikativen Kompetenzen von Kindern und ihren Schulleistungen kann unter anderem dadurch erklärt werden, dass die kommunikativen Kompetenzen es den Kindern erleichtern, aktiv am Unterricht zu partizipieren und den unterrichtlichen Anforderungen gerecht zu werden (Ramsook et al. 2020). Weiterhin verfügen Kinder mit guten sozial-kommunikativen Kompetenzen gleichzeitig über **gute Selbstregulationsfähigkeiten**, indem sie sich auf neue Situationen gut einstellen können. Sie können ihre kommunikativen Kompetenzen einsetzen, um den Anweisungen und Instruktionen einer Lehrkraft zu folgen und das eigene Verhalten auf die Lehr-Lern-Situation einzurichten. Mit anderen Worten: Die kommunikativen Kompetenzen tragen **zusammen mit Selbstregulationsfähigkeiten** zu einem **verbesserten Schulerfolg** bei.

Darüber hinaus ließ sich zeigen, dass kommunikative Kompetenzen es Kindern **erleichtern, soziale Beziehungen zu anderen Kindern aufzubauen.** Sozial kompetenten Kindern fällt es häufig leichter, Freundschaften zu schließen und auch von anderen Kindern akzeptiert zu werden (Lindsey 2002). Umgekehrt konnte gezeigt werden, dass sich bei **Kindern mit Verhaltensproblemen** (wie Aufmerksamkeitsproblemen und aggressiv-oppositionellem Verhaltensproblemen) häufig gleichzeitig **Defizite in den sozialen Kommunikationsfähigkeiten** zeigten (Helland et al. 2014).

Der bereits oben erwähnte **Zusammenhang zwischen sozialer Integration und Schulleistungen** kann zusätzlich auch dadurch erklärt werden, dass mit einer guten sozialen Integration die **Schulfreude ansteigen** kann und damit letztlich auch die **Bereitschaft zu Lernleistungen in der Schule** (im Vergleich zu Kindern, die sich aufgrund mangelnder sozial-kommunikativer Kompetenzen ausgeschlossen fühlen und dadurch auch den Spaß am Besuch der Schule verlieren).

Was können Sie beobachten?

Kinder unter vier Jahren unterscheiden in ihrer Kommunikation vielfach nicht zwischen dem, was sie selbst wissen, und dem, was der Interaktionspartner weiß. Während sie etwas erklären, gehen sie von ihrer **egozentrischen Perspektive** aus und unterstellen diese Perspektive auch dem Interaktionspartner (→ Egozentrismus).

Eine Aufgabe, bei der man **gut beobachten kann,** inwieweit Vorschulkinder in der Lage sind, sich in ihrem Kommunikationsverhalten auf die Perspektive eines Gesprächspartners einzustellen, sieht wie folgt aus: In der Mitte eines Tisches wird zunächst eine Barriere als Sichtschutz errichtet. Auf beide Seiten der Barriere wird jeweils ein Behältnis gestellt, das eine Reihe von Bauklötzchen (oder Legosteinen) in verschiedenen Farben und

Formen enthält, sodass jedes Klötzchen anders aussieht. Auf der einen Seite sitzt nun ein Kind und bekommt die Aufgabe, aus den Klötzchen einen Turm zu bauen. Auf der anderen Seite sitzt ein anderes Kind (oder eine erwachsene Person) und soll nach den Instruktionen des ersten Kindes exakt denselben Turm bauen, ohne ihn (wegen der Barriere) zu sehen. Die Frage ist nun, ob das Kind beim Erstellen des Turms die verwendeten Klötzchen so beschreibt, dass das andere Kind (bzw. die erwachsene Person) die verwendeten Klötzchen eindeutig identifizieren kann. Ein Kind, das sich nicht hinreichend in die Perspektive der anderen Person hineinversetzt, wird beispielsweise sagen, dass die Person mit einem roten Klötzchen beginnen und dann ein blaues Klötzchen darüberlegen soll. Diese Beschreibung wäre jedoch möglicherweise nicht hinreichend für eine **eindeutige Identifikation des gewünschten Klötzchens,** da mehrere unterschiedlich große rote und blaue Klötzchen infrage kommen. Ein Kind, das sich **gut in die Perspektive der anderen Person hineinversetzen kann** und dies in seinem Kommunikationsverhalten berücksichtigt, wird dagegen eine eindeutige Beschreibung liefern und beispielsweise Farbe und Form beschreiben (Glucksberg und Krauss 1977; Khu et al. 2020).

Man kann zusätzlich oder alternativ auch das **spontane Interaktionsverhalten von Vorschulkindern** beobachten. Interessant kann dabei beispielsweise sein, inwieweit **verschiedene Gesprächsbeiträge von Kindern aufeinander bezogen** sind. **Egozentrisch orientierten Kindern** fällt es beispielsweise **noch schwer, auf ein anderes Kind einzugehen.** Die Folge kann dann ein Gespräch sein, in dem die Gesprächsbeiträge eher zusammenhangslos und nicht aufeinander bezogen erscheinen, weil jedes Kind in seinem Kommunikationsverhalten von seinem eigenen Denken ausgeht. Erst wenn die Kinder lernen, sich in ihrer Kommunikation auf den Gesprächspartner einzustellen, ist der **Übergang von einem egozentrischen Sprachgebrauch zu einem sozialisierten Sprachgebrauch** vollzogen (→ Egozentrismus).

Was folgt daraus?

Gute sozial-kommunikative Kompetenzen bilden eine **entscheidende Grundlage sowohl für die sozial-emotionale als auch für die kognitive Entwicklung**. Wenn hier deutliche Defizite erkennbar sind, kann es hilfreich sein, Kindern unterstützend unter die Arme zu greifen. Die oben aufgeführte Klötzchen-Aufgabe kann beispielsweise gut genutzt werden, um Kindern zu verdeutlichen, dass es wichtig ist, die entscheidenden Informationen zu liefern, damit eine andere Person eindeutig verstehen kann, was man meint. Dies kann auch an vielen weiteren Beispielen erläutert werden, um einem Kind zu verdeutlichen, was wichtig ist, damit man richtig verstanden werden kann. Auch mehrere Durchgänge mit Variationen der Aufgabe sind denkbar (z. B. mit komplexeren Objekten, die nachgebaut werden sollen). Denkbar wäre es auch, aus der Aufgabe einen **spielerischen Wettbewerb** zu gestalten, indem über mehrere Durchgänge hinweg jeweils die Zeit gestoppt wird, die notwendig ist, um einen Turm nachzubauen. Es könnten auch zwei Teams von gleichaltrigen Kindern gegeneinander antreten.

Auch ein **angemessener Umgang mit bestimmten sozialen Situationen** lässt sich fördern, wenn es zu Problemen kommt. So kann es beispielsweise sinnvoll sein, mit einem Kind, das **Konflikte vorrangig mit aggressivem Verhalten** löst, gemeinsam nach **alternativen Konfliktlösungsstrategien** zu suchen (→ Aggression). Bei einem Streit um ein Spielzeug kann eine Alternative beispielsweise darin bestehen, dem anderen Kind ein anderes attraktives Spielzeug anzubieten, damit man selbst die Gelegenheit bekommt, das gewünschte Spielzeug zu erhalten. Die möglichen Alternativen können mit einem Kind zusammen **erarbeitet werden** (und vielleicht auch in konkretem Verhalten eingeübt werden), damit das Kind konfliktreiche Situationen zukünftig besser (und sozial angemessener) für sich lösen kann.

Literatur

Helland, W. A., Lundervold, A. J., Heimann, M., & Posserud, M. B. (2014). Stable associations between behavioral problems and language impairments across childhood – The importance of pragmatic language problems. *Research in Developmental Disabilities, 35*, 943-951.

Khu, M., Chambers, C.G. & Graham, S.A. (2020). Preschoolers flexibly shift between speakers' perspectives during real-time language comprehension. *Child Development, 91*, e619-e634.

Glucksberg, S. & Krauss, R. (1977). Social and nonsocial speech. *Scientific American, 236*, 100-105.

Lindsey, E.W. (2002). Preschool children's friendships and peer acceptance: Links to social competence. *Child Study Journal, 32*, 145-156.

Ramsook, K.A., Welsh, J.A. & Bierman, K.L. (2020). What you say, and how you say it: Preschoolers' growth in vocabulary and communication skills differentially predict kindergarten academic achievement and self-regulation. *Social Development, 29*, 783-800.

Pfingsten, U. (2021). Soziale Kompetenzen. Erscheint in A. Lohaus & H. Domsch (Hrsg.), *Psychologische Förder- und Interventionsprogramme für das Kindes- und Jugendalter* (2. Auflage). Heidelberg: Springer.

46

Logisches Denken

Hintergrund

Die Fähigkeit zu logischem Denken entwickelt sich im Laufe des Vorschulalters und bildet eine wichtige Grundlage des Wissenserwerbs.

> Beim **logischen Denken** geht es darum, aus Informationen **logisch richtige Schlussfolgerungen** zu ziehen.

Dabei kann unter anderem zwischen **deduktiven und induktiven Schlussfolgerungen** unterschieden werden. Beim **deduktiven Schlussfolgern** wird aus vorgegebenen Informationen eine Schlussfolgerung gezogen. Wenn beispielsweise gilt, dass alle Tiere eines Tages sterben werden, dann muss dies auch für das eigene Haustier gelten. Es wird also von einer allgemein gültigen Regel auf einen besonderen Fall geschlossen.

Umgekehrt wird beim **induktiven Schlussfolgern** aus einzelnen Beobachtungen auf eine allgemeine Regel geschlossen. So können Kinder beobachtet haben, dass einige Vögel in ihrer häuslichen Umgebung fliegen können und daraus die (falsche) Schlussfolgerung ziehen, dass alle Vögel fliegen können. Hier würde ein Gegenbeispiel (z. B. ein Strauß) genügen, um die allgemeine Schlussfolgerung zu widerlegen.

Von den deduktiven und induktiven Schlussfolgerungen lassen sich weiterhin noch die **analogen Schlussfolgerungen** abgrenzen. Hier wird beispielsweise eine Beziehung von einem Gegenstandsbereich auf einen anderen Gegenstandsbereich übertragen. So könnte beispielsweise eine Analogie sein,

A. Lohaus, *Kindliche Kompetenzen,* https://doi.org/10.1007/978-3-662-63051-8_46

dass sich ein Wald zu einem Baum wie eine Wiese zu einem Grashalm verhält. In beiden Fällen handelt es sich um Teil-Ganzes-Relationen.

Zum logischen Denken gehört weiterhin die Fähigkeit, **kausale Schlussfolgerungen** zu ziehen. Beispielsweise wurden einem Vorschulkind im Alter von drei bis vier Jahren kausale Sequenzen anhand von Bildern gezeigt (z. B. Orange, Messer, Orangenhälften). Dabei fehlte jeweils ein Teil der Sequenz (entweder der Ausgangszustand, der Verursacher oder der Endzustand). Die Kinder sollten dann aus mehreren möglichen Bildern beispielsweise den Verursacher bestimmen. In diesem Fall lagen also die Bilder mit der Orange und mit den beiden Orangenhälften vor ihnen. Als mögliche Verursacher wurden ihnen Bilder mit einem Hammer und einem Messer präsentiert. Bei Versuchen dieser Art waren über 90 % der dreijährigen und alle vierjährigen Kinder dazu in der Lage, **den Verursacher zu bestimmen** Gelman et al. 1980). Es zeigt sich also, dass Kinder im Vorschulalter grundsätzlich dazu in der Lage sind, kausale Schlussfolgerungen zu ziehen.

Die Fähigkeit zum logischen Denken lässt sich **prinzipiell schon im Kleinkindalter** beobachten. Es ließ sich beispielsweise zeigen, dass schon zweijährige Kinder einfache Aufgaben zum analogen Schließen lösen konnten. In einer Studie von Chen et al. (1997) lernten Kinder im Alter von 10 und 13 Monaten eine Puppe zu erreichen, indem sie eine Barriere entfernen, eine Stoffunterlage heranziehen und an einer Schnur ziehen, um die Puppe in Reichweite zu bekommen. Die 13 Monate alten Kinder können die Lösung zu dieser Aufgabe auf andere ähnliche Aufgaben **übertragen,** wobei den jüngeren Kindern dies nur bei großer Übereinstimmung zwischen den Aufgaben gelingt.

Ob Kinder im Vorschulalter Aufgaben zum logischen Denken lösen können, hängt von der **Vertrautheit des Aufgabenmaterials,** von der **Komplexität der Aufgabe** sowie vom **Abstraktionsgrad** ab. So gelingen einem Kind im Vorschulalter möglicherweise korrekte logische Schlussfolgerungen bei konkreten Inhalten, nicht jedoch bei abstrakten Formulierungen. Wenn man beispielsweise Kindern mitteilt, dass Jan größer als Ben ist und dass Ben wiederum größer als Paul ist, können sie die Frage, ob Jan größer oder kleiner als Paul ist, in dieser konkreten Formulierung möglicherweise lösen. Probleme würde dieser Aufgabentyp jedoch bereiten, wenn gefragt würde, ob A größer als C ist, wenn A größer als B und B größer als C ist.

Was können Sie beobachten?

Vor allem die **Fähigkeit zum deduktiven Schlussfolgern** lässt sich anhand von einfachen Aufgaben leicht beobachten. Wenn die allgemeine Regel beispielsweise lautet, dass alle Hunde bellen, und wenn der Nachbar einen Hund namens Buddy besitzt, dann bellt auch Buddy. Aufgaben dieser Art lassen sich in vielerlei Weise variieren und viele vier- und fünfjährige Kinder können sie lösen. Schwieriger könnte dies sein, wenn die Beispiele **nicht aus der unmittelbaren Erfahrungswelt** eines Kindes stammen, sondern fiktive Elemente enthalten. Die allgemeine Regel könnte beispielsweise sein, dass alle Daktopoden sieben Graffiten haben. Wenn in Amenoland ein Daktopode wohnt, wie viele Graffiten hat er dann? Ähnlich verhält es sich, wenn die allgemeine Regel nicht der Erfahrungswelt eines Kindes entspricht. So könnte die allgemeine Regel lauten, dass alle Elefanten bellen können. Wenn ich nun einen Elefanten im Zoo besuche, kann er dann bellen? Tatsächlich wäre die korrekte Antwort, dass auch dieser Elefant bellen kann. Weil ein bellender Elefant aber nicht der Erfahrungswelt des Kindes entspricht, könnte es sein, dass die Frage verneint wird. Es ist also gut möglich, dass ein Kind zu deduktiven Schlussfolgerungen in der Lage ist, wenn die Beispiele einfach und aus der konkreten Erfahrungswelt stammen, dass dies jedoch bei einer größeren Abweichung von der Erfahrungswelt nicht mehr gelingt.

Die **Fähigkeit zum analogen Schlussfolgern** wird häufig durch Analogie-Aufgaben geprüft. Es handelt sich um Aufgabentypen der folgenden Art: Ein Marmeladenglas verhält sich zur Marmelade wie ein Wasserglas zu …? Da die gesuchte Relation offenbar auf das **Verhältnis von Gefäß zu Gefäßinhalt** bezogen ist, wäre die Antwort nun „Wasser". Auch hier handelt es sich um eine relativ einfache Analogieaufgabe. Das Problem besteht hier vor allem darin, die gesuchte **Relation zu identifizieren** und **auf den neuen Gegenstandsbereich zu übertragen**. Viele Aufgaben dieses Typs können schon vier- bis fünfjährige Kinder lösen, wobei auch hier vor allem die Nähe zur Erfahrungswelt eines Kindes eine Rolle spielt.

Beim **kausalen Denken** können (wie in der oben beschrieben Studie von Gelman et al. 1980) Ursache-Wirkungs-Ketten mit Gegenständen oder Bildern dargestellt werden. Wenn als Wirkung beispielsweise ein zerbrochener Teller gezeigt wird, könnten einem Kind **verschiedene mögliche Verursacher** (wie Messer, Schere, Hammer und Bleistift) präsentiert werden. Bei einfachen Aufgaben dieses Typs sollten auch dreijährige Kinder schon dazu in der Lage sein, den möglichen Verursacher zu identifizieren.

Schwieriger wird dies, wenn **mehrere potenzielle Verursacher in Frage kommen** und ein Kind durch Ausprobieren den korrekten Verursacher identifizieren soll. Eine solche Aufgabe stellt beispielsweise die klassische Pendelaufgabe nach Inhelder und Piaget (1958) dar. Es geht dabei darum herauszufinden, ob bei einem Pendel das **Pendelgewicht,** das an dem Pendel befestigt ist, die **Länge des Pendels** oder **beides gemeinsam** Einfluss auf die **Pendelfrequenz** hat. Wenn Kinder gebeten werden, die Effekte von Pendelgewicht und Pendellänge anhand eines realen Pendels herauszufinden, gehen Kinder im Vorschulalter noch recht **unsystematisch** vor. Erst ältere Kinder probieren systematisch verschiedene Kombinationen von Pendelgewicht und Pendellänge in ihrer Wirkung auf die Pendelfrequenz.

Was folgt daraus?
Grundsätzlich beherrschen **viele drei- bis fünfjährige Kinder bereits die wesentlichen Grundzüge des logischen Denkens.** Sie sind – wie kleine Wissenschaftler – schon in der Lage, korrekte Schlussfolgerungen aus Informationen und Beobachtungen zu ziehen (Koerber et al. 2005). Logisches Denken trägt wesentlich dazu bei, Zusammenhänge zu erkennen und dadurch **Struktur in die eigene Erfahrungswelt** zu bringen. Um dies zu fördern, kann es hilfreich sein, Kinder selbst nach Zusammenhängen zwischen Ereignissen suchen zu lassen. Was kommt zuerst und was folgt nach? Durch die zeitliche Reihenfolge zwischen Ereignissen lassen sich beispielsweise Hinweise auf Verursachungen finden, weil das nachfolgende Ereignis sicherlich nicht als Verursacher infrage kommt, sondern allenfalls das vorausgehende Ereignis. Weiterhin können Zusammenhänge zwischen Ereignissen für Prognosen genutzt werden. Wenn beispielsweise bei einem Gewitter die Zeitabstände zwischen Blitz und Donner kürzer werden, kommt das Gewitter näher (und es ist sinnvoll, nach einem Schutz zu suchen).

Es kann auch sinnvoll sein, **logische Schlussfolgerungen anhand von Beispielen zu verdeutlichen.** Wenn ein Kind Spaß daran hat, kann man auch deduktive, induktive und analoge Schlussfolgerungen **anhand von Aufgaben durchspielen.** Vielleicht kann das Kind auch selbst Aufgaben für seine Bezugsperson(en) generieren. Auch dadurch wird deutlich, dass ein Kind die Prinzipien des logischen Denkens verstanden hat.

Literatur

Chen, Z., Sanchez, R.P. & Campbell, T. (1997). From beyond to within their grasp: Analogical problem solving in 10- to 13-month-olds. *Developmental Psychology, 33*, 790-801.

Gelman, R., Bullock, M. & Meck, E. (1980). Preschooler's understanding of simple object transformations. *Child Development, 51*, 691-699.

Inhelder, B., & Piaget, J. (1958). *The growth of logical thinking from childhood to adolescence*. New York: Basic Books.

Koerber, S., Sodian, B., Thoermer, C. & Nett, U. (2005). Scientific reasoning in young children: Preschoolers' ability to evaluate covariation evidence. *Swiss Journal of Psychology, 64*, 141-152.

47

Moralisches Urteilen

Hintergrund

Eine typische Frage, bei der moralische Urteile eine Rolle spielen, ist beispielsweise die Frage, ob es in Ordnung ist, wenn ein Kind einem anderen Kind ein Spielzeug stiehlt, weil es das Spielzeug gern selbst haben möchte.

> **Moralische Urteile** beziehen sich auf **Bewertungen, die sich auf Recht und Unrecht beziehen.** Sie basieren auf Überlegungen zum **Wohlergehen,** zu den **Rechten,** zur **Fairness** und zur **Gerechtigkeit** anderer (Dahl und Killen 2018).

Moralische Urteile werden dabei von anderen Bewertungen unterschieden, die sich lediglich auf die **Normen beziehen, die in einer Gesellschaft gelten.** So gilt es beispielsweise als ein Gebot der Höflichkeit, einer anderen Person die Tür aufzuhalten. Dies ist ein Werturteil, das sich auf **Konventionen** bezieht, das jedoch keine Bewertung zu Recht und Unrecht enthält.

Aufbauend auf den Beobachtungen von Jean Piaget wurde bereits von Kohlberg (1969) in seinem Stufenkonzept zur Entwicklung des moralischen Urteilens die Annahme vertreten, dass Vorschulkinder sich **in ihren moralischen Urteilen stark an ihren (erwachsenen) Bezugspersonen orientieren.** Als richtig wird dann das angesehen, was die Bezugsperson gutheißt (und was keine Strafe nach sich zieht). Ein Kind würde also nach diesem Standpunkt nicht stehlen, weil es sonst von seiner Bezugsperson

A. Lohaus, *Kindliche Kompetenzen*, https://doi.org/10.1007/978-3-662-63051-8_47

bestraft würde. Tatsächlich zeigen jedoch neuere Studien, dass schon drei-jährige Kinder auf die Folgen für das Opfer hinweisen, wenn sie gefragt werden, warum es falsch ist, anderen Kindern ein Spielzeug zu stehlen (Dahl und Kim 2014). Sie orientieren sich also **nicht nur an der Autorität** der (erwachsenen) Bezugsperson. Dies wird auch durch Studien belegt, in denen Vorschulkinder gefragt wurden, ob es in Ordnung ist, ein anderes Kind zu schlagen, wenn der Lehrer dies erlaubt hat. Obwohl eine Autoritätsperson also die Erlaubnis gegeben hat, sagen die meisten Vorschulkinder, dass dies trotzdem nicht in Ordnung ist, weil es dem anderen Kind weh tun würde (Dahl und Kim 2014). Sie beachten also nicht vorrangig die Erlaubnis durch die Autoritätsperson, sondern schauen auf die **Folgen für das Opfer.**

Ein wichtiger Fortschritt im Urteilen über Recht und Unrecht wird dann erreicht, wenn Kinder dazu in der Lage sind, sich **in die Perspektive einer anderen Person hineinzuversetzen** (→ Perspektivenübernahme). Sie können nun die Intentionen, Gefühle oder Wünsche nachvollziehen, die dem Verhalten einer anderen Person zugrunde liegen. Klassisch wird dieser Entwicklungsfortschritt deutlich bei der Bewertung der Handlungen von Kindern, die entweder **mit einer negativen Absicht einen kleinen Schaden** anrichten oder **unabsichtlich einen großen Schaden.** Kinder im Alter von drei bis vier Jahren orientieren sich dabei stärker an dem angerichteten Schaden. Je höher der Schaden ist, desto stärker würden sie beispielsweise den Akteur bestrafen. Wenn Kinder dagegen in der Lage sind, die Intention zu verstehen und zu berücksichtigen, fällt das Strafmaß deutlich niedriger aus. Dies gilt vor allem dann, wenn die Intention deutlich für die Kinder erkennbar ist (Chandler et al. 1973).

Man kann also festhalten, dass bereits Kinder im Vorschulalter grund-sätzlich dazu in der Lage sind, weitgehend **unabhängig von der Meinung von Autoritäten Recht und Unrecht zu beurteilen.** Sie sind auch grund-sätzlich dazu in der Lage, die **Intentionen, Gefühle und Wünsche zu berücksichtigen,** die einer Handlung zugrunde liegen. Probleme dürfte im Vorschulalter jedoch noch die **Abwägung von Rechten** bereiten, wenn mehrere potenzielle Rechte im Spiel sind (und gegeneinander abzuwägen sind). So stehen in einem bekannten moralischen Dilemma die Interessen eines Ehemanns, der dringend ein Medikament für seine schwerkranke Ehe-frau benötigt, dieses jedoch nicht bezahlen kann, den Interessen eines Apo-thekers gegenüber, der das Medikament entwickelt hat und dafür einen überzogenen Preis verlangt. Eine mögliche Lösung aus der Sicht des Ehe-manns könnte sein, in die Apotheke einzubrechen und das Medikament zu stehlen. Die Frage ist nun, ob und wie ein solches Verhalten zu rechtfertigen wäre (Kohlberg 1969). Auch Vorschulkinder könnten hier zu einer Lösung gelangen und sie begründen. Die verschiedenen **Rechte,** die in dieser Dilemma-Situation involviert sind, **gegeneinander abzuwägen,** erfordert jedoch ein **abstraktes und mehrdimensionales Denken**, das im Vorschulalter in der Regel noch nicht erwartet werden kann.

Was können Sie beobachten?

Das moralische Urteilen von Vorschulkindern lässt sich **nicht direkt beobachten,** man kann jedoch Aufschlüsse darüber gewinnen, indem man sie zu Geschichten befragt, in denen es um **Bewertungen zu Recht und Unrecht** geht. Wenn es beispielsweise darum geht zu erfahren, ob ein Kind dazu in der Lage ist, bei einem moralischen Urteil **die Intention zu berücksichtigen,** die einer Handlung zugrunde lag, bieten sich beispielsweise Gegenüberstellungen von Geschichten mit unterschiedlichen Intentionen an. In einer **Geschichte A** (s. Grant et al. 2005) könnte beispielsweise ein Kind namens Jan seinem Bruder helfen, sein Zimmer aufzuräumen. Dabei fällt ihm eine CD in die Hände, die der Bruder häufig hört, die Jan aber extrem missfällt. Ohne dass es der Bruder merkt, zerstört Jan die CD und wirft sie in den Papierkorb. In einer **Geschichte B** hilft Hanna ihrer Schwester, ihr Zimmer aufzuräumen. Als Hanna die CDs ihrer Schwester in das Regel zurücklegt, stolpert sie und lässt eine CD zu Boden fallen. Weil sie beim Stolpern auf die CD tritt, ist sie nun zerstört. Es handelt sich um die Lieblings-CD ihrer Schwester. Die Frage könnte hier sein, ob das **Verhalten von Jan oder von Hanna negativer zu bewerten** ist. Weiterhin könnte man auch fragen, ob das Verhalten von Jan auch dann negativer zu bewerten ist, wenn Greta beim Stolpern sieben CDs zerstört hat, die nun nicht mehr nutzbar sind. Die Frage ist bei dieser Art von Geschichten, ob die **Intention** beachtet wird und ob die **Höhe des angerichteten Schadens** eine Rolle spielt.

Wenn man erfahren möchte, wie ein Kind eine Situation beurteilt, in der **verschiedene Rechte** eine Rolle spielen, bieten sich **moralische Dilemma-Situationen** an. So könnten in einer Geschichte Frieda und Greta beste Freundinnen sein. Eines Nachmittags beobachtet Frieda, dass Greta heimlich einem anderen Kind ein Spielzeug wegnimmt und in die eigene Tasche steckt. Die Erzieherin, die von dem Diebstahl erfahren hat, fragt nun alle Kinder, ob sie wissen, wer das Spielzeug weggenommen hat. Die Frage ist nun, ob Frieda ihre beste Freundin verraten sollte (was vielleicht dazu führen würde, dass sie nicht mehr ihre beste Freundin ist) oder ob sie zu ihr halten und sie nicht verraten sollte. Ein Kind, das die **Autorität der Erzieherin** (bzw. die geltenden Normen oder auch die Perspektive des bestohlenen Kindes) sehr hoch gewichtet, würde hier sicherlich anders antworten als ein Kind, das die

Freundschaft für entscheidend hält. Durch **Fragen nach der Begründung** für die getroffene Entscheidung könnte man gleichzeitig auch erfahren, was für die Entscheidung ausschlaggebend war und inwieweit die verschiedenen Perspektiven in der Entscheidungssituation berücksichtigt wurden.

Was folgt daraus?

Insgesamt ist gerade im Vorschulalter ein **erklärender Erziehungsstil** hilfreich, der einem Kind anhand von Beispielen Unterschiede zwischen Recht und Unrecht verdeutlicht. Es kann auch sinnvoll sein, dass Kinder lernen, sich in die **Perspektive eines Opfers von Unrecht zu versetzen** ($\rightarrow$ Perspektivenübernahme), um dadurch für sich zu erkennen, was es bedeutet, Unrecht zu erleiden (z. B. Opfer von aggressiven Handlungen, von Mobbing, von Diebstahl etc. zu sein). Die Fähigkeit, sich in die Perspektive eines Opfers von erlittenem Unrecht zu versetzen, kann dazu beitragen, das **moralische Urteilsvermögen zu stärken.**

Die Forschungsliteratur hat jedoch auch gezeigt, dass ein moralisches Urteilsvermögen sicherlich eine förderliche Bedingung für ein moralisches Handeln ist, dass jedoch ein **moralisches Urteilsvermögen keine Garantie dafür ist, dass auch moralisch gehandelt wird.** Es gibt vielmehr lediglich **mäßige Zusammenhänge** zwischen moralischem Urteilsvermögen und moralischem Handeln. Nach Blasi (1983) kommt es vor allem darauf an, dass **Moral zu einem wichtigen und zentralen Bestandteil des eigenen Selbstkonzepts** wird ($\rightarrow$ Selbstkonzept), damit ein substantieller Zusammenhang zwischen dem Denken und Erleben auf der einen Seite und dem beobachtbaren Verhalten auf der anderen Seite entsteht. Ein Kind, für das die Sorge um andere Menschen ein wichtiger Bestandteil des eigenen Selbstkonzepts ist (und dem dies also wichtig ist), wird dies auch in seinem beobachtbaren Verhalten zeigen. Der **subjektive Wert,** nicht nur eigenes Unrecht, sondern auch Unrecht bei anderen zu vermeiden, dürfte also entscheidend sein (und **nicht nur die kognitive Fähigkeit,** Unrecht als Unrecht beurteilen zu können).

Literatur

Blasi, A. (1983). Moral cognition and moral action: A theoretical perspective. *Developmental Review, 3*, 178-210.

Chandler, M. J., Greenspan, S., & Barenboim, C. (1973). Judgements of intentionality in response to videotaped and verbally presented moral dilemmas: The medium is the message. *Child Development, 44*, 315-320.

Dahl, A. & Killen, M. (2018). Moral reasoning: Theory and research in developmental science. In J. Wixted (Ed.), *The Steven's handbook of experimental psychology and cognitive neuroscience, Vol. 3: Developmental and Social Psychology* (S. Ghetti, Vol. Ed.), 4th edition (pp. 1–31). New York: Wiley.

Dahl, A., & Kim, L. (2014). Why is it bad to make a mess? Preschoolers' conceptions of pragmatic norms. *Cognitive Development, 32,* 12-22.

Grant, C.M., Boucher, J., Riggs, K.J. & Grayson, A. (2005). Moral understanding in children with autism. *Autism, 9,* 317-331.

Kohlberg, L. (1969). Stage and sequence: The cognitive-developmental approach to socialization. In D. A. Goslin (Ed.), *Handbook of socialization theory and research* (S. 325-480). New York: Rand McNally.

48

Perspektivenübernahme

Hintergrund

Die Fähigkeit, sich in die **Perspektive einer anderen Person** zu versetzen, entwickelt sich im Wesentlichen **in einem Alter von vier bis fünf Jahren.**

> Bei der **Perspektivenübernahme** geht es um die Fähigkeit, neben der eigenen Perspektive auch andere Perspektiven zu erkennen und in dem eigenen Denken, Fühlen und Handeln zu berücksichtigen.

Erste Ansätze zu einer Perspektivenübernahme finden sich (etwa bei einfachen Aufgaben) sogar schon früher als mit vier oder fünf Jahren, aber ein sicherer Nachweis gelingt meistens erst in diesem Alter. Nach der kognitiven Theorie Jean Piagets entsteht die Fähigkeit zur Perspektivenübernahme erst in der konkret-operationalen Entwicklungsphase, die in einem Altersbereich zwischen 7 und 11 Jahren angesiedelt ist (Lohaus und Vierhaus 2019). Die **unterschiedlichen Altersangaben** lassen sich dadurch erklären, dass die **Aufgabentypen** zur Erhebung der Perspektivenübernahmefähigkeit hinsichtlich ihrer Komplexität sehr unterschiedlich sind. Bei **einfacheren Aufgaben** zeigt sich eine Perspektivenübernahmefähigkeit schon bei jüngeren Kindern und bei **komplexen Aufgaben** mit einer entsprechenden zeitlichen Verzögerung.

Mit der Fähigkeit zur Perspektivenübernahme ist der frühkindliche Egozentrismus zwar prinzipiell überwunden (→ Egozentrismus), dennoch bedeutet dies nicht, dass vier- bis fünfjährige Kinder nicht mehr

A. Lohaus, *Kindliche Kompetenzen*, https://doi.org/10.1007/978-3-662-63051-8_48

egozentrisch denken können. Neben der eigenen Perspektive auch andere Perspektiven in Betracht zu ziehen, erfordert ein **komplexeres Denken, das** in aller Regel **nicht durchgängig** an den Tag gelegt wird.

Die Fähigkeit zur Perspektivenübernahme bedeutet nicht nur, dass Kinder nunmehr in der Lage sind, sich in die **räumliche Perspektive einer anderen Person** zu versetzen und sich vorstellen zu können, wie eine Szenerie aus der Perspektive einer anderen Person, die sich an einer anderen Position wie man selbst befindet, aussieht. Perspektivenübernahme bedeutet auch, dass man sich nun die **Wünsche, Intentionen, Bedürfnisse und Gefühle anderer Menschen** vorstellen kann, um sie in dem eigenen Denken und Handeln zu berücksichtigen. Ein Kind könnte beispielsweise bemerken, dass ein anderes Kind traurig ist, weil sein Kaninchen gestorben ist. Obwohl es selbst das Kaninchen gar nicht kannte und auch nicht traurig ist, kann es sich dennoch vorstellen, wie sich das andere Kind fühlt und es trösten. Es handelt sich hier nicht einfach um eine „Gefühlsansteckung" (wie man sie auch gelegentlich auch schon bei kleineren Kindern findet, die manchmal mitweinen, weil jemand anderes weint), sondern um eine Folge der Fähigkeit, sich in die **Lage des anderen Kindes zu versetzen.**

Auch in einem Alter von vier bis fünf Jahren ist die Fähigkeit zur Perspektivenübernahme noch nicht abschließend entwickelt. Sie bleibt auf die Fähigkeit beschränkt, sich in die **Perspektive konkreter Personen** zu versetzen (z. B. der Bezugspersonen, eines Geschwisterkinds etc.). Kinder sind in diesem Alter jedoch in der Regel noch nicht dazu in der Lage, **abstrakte Perspektiven** einzunehmen. So könnte man beispielsweise die Bedeutung eines Diebstahls aus der konkret-individuellen Perspektive eines betroffenen Opfers und aus einer abstrakt-gesellschaftlichen Perspektive betrachten. Vier- bis fünfjährigen Kindern würden sowohl **abstrakte Perspektiven** als auch **Abwägungen zwischen einzelnen Perspektiven,** die ebenfalls abstrahierende Denkprozesse (und damit ein relativ komplexes Denken) erfordern, Probleme bereiten.

Was können Sie beobachten?
Es gibt eine **Vielzahl an Aufgaben,** an deren Bewältigung sich erkennen lässt, ob ein Kind die Phase des egozentrischen Denkens überwunden hat. Eine **relativ einfach durchzuführende Aufgabe** besteht darin, einem Kind eine Reihe **potenzieller Geschenke für den Geburtstag des Vaters oder der Mutter** zu nennen. Dazu können beispielsweise ein Spielzeugauto, eine Puppe, ein Bilderbuch, ein Roman, eine Halskette und ein Rasierapparat gehören. Wenn ein Kind nun ein Geschenk auswählt, das offenbar ihm selbst gefallen würde, ist es wahrscheinlich noch nicht dazu in der Lage,

sich in die Perspektive der Bezugsperson (in diesem Fall Vater oder Mutter) zu versetzen (Flavell et al. 1968). Tatsächlich lässt sich ein ähnliches Verhalten nicht selten auch im Alltag beobachten, wenn etwa ein Junge seiner Schwester eine Autorennbahn zum Geburtstag oder zu Weihnachten schenken möchte (mit der er selbst liebend gern spielen würde), obwohl sich die Schwester eine Puppe gewünscht hat.

Eine **weitere Aufgabe, die ebenfalls leicht einzusetzen** ist und Aufschlüsse über die Perspektivübernahmefähigkeit zulässt, ist die sogenannte **Smarties-Aufgabe** (Gopnik und Astington 1988). Dazu wird Kindern eine Smarties-Schachtel gezeigt (oder eine ähnliche längliche Schachtel, die typischerweise Süßigkeiten enthält). Sie werden nun gebeten zu sagen, was sich wohl in der Schachtel befindet. Als Antwort ist nun „Smarties" zu erwarten. Nun wird die Schachtel geöffnet und es zeigt sich, dass die Schachtel tatsächlich Bleistifte enthält. Nun wird die Schachtel wieder geschlossen und es folgt die Frage, was **jemand anderes** (z. B. ein Geschwisterkind) wohl sagen würde, wenn er/sie gefragt würde, was in der Schachtel ist. Ein Kind, das sich in die Perspektive des anderen Kindes versetzen kann, würde zu der Antwort „Smarties" gelangen, bei mangelnder Perspektivübernahme wäre die Antwort dagegen „Bleistifte", weil das Kind davon ausgeht, dass auch das andere Kind über seinen eigenen Wissensstand verfügt. Besonders interessant ist dabei, dass die meisten Kinder ohne Perspektivenübernahmefähigkeit sagen, dass sie **schon immer gewusst hätten,** dass Bleistifte in der Schachtel wären, wenn man sie fragt, was sie wohl über den Inhalt gedacht hätten, bevor die Schachtel geöffnet wurde (Sodian 2018). Sie haben also nicht nur Probleme damit, die Perspektive des anderen Kindes einzunehmen, sondern differenzieren auch nicht zwischen der Perspektive, die sie vor dem Öffnen der Schachtel hatten und der neuen Perspektive, die sie nun haben.

Was folgt daraus?

Sich in die Perspektive anderer hineinversetzen zu können, ist ein **zentraler Entwicklungsschritt** für Kinder. Sie können dadurch die Intentionen, Wünsche und Bedürfnisse anderer verstehen und dies in ihrem eigenen Verhalten berücksichtigen. Wenn ein Kind von einem anderen Kind angerempelt wird, kann es nun möglicherweise verstehen, dass dies unabsichtlich geschehen ist. Es kann daher mit mit Verständnis und nicht mit einer vergeltenden Aggression reagieren.

Man kann nun auch ein **Verständnis für die Gefühle anderer** entwickeln (und auch wecken), wenn ein Kind beispielsweise von anderen Kindern beleidigt, ausgegrenzt oder angegriffen wird. Das Kind kann dementsprechend auch verstehen, was es bedeutet, gemobbt zu werden, ohne dass man dies notwendigerweise selbst erlebt hat (→ Aggression).

Für Bezugspersonen ist es wichtig, **gelegentlich auf die Intentionen, Wünsche, Bedürfnisse und Gefühle anderer Personen (inklusive der eigenen Sichtweise als Bezugsperson) hinzuweisen,** um dadurch die **Perspektivenübernahmefähigkeiten zu fördern.** Kinder können beispielsweise gebeten werden, sich konkret in die Perspektive von anderen Personen zu versetzen, die gerade etwas Negatives (oder auch etwas Positives) erlebt haben, um dies nachempfinden zu können. Dies kann dazu beitragen, einem Kind die **soziale Integration** zu erleichtern, weil es dadurch ein Verständnis für das Denken, Fühlen und Verhalten anderer aufbringen kann (→ Gleichaltrigenbeziehungen).

Literatur

Flavell, J., Botkin, P., Fry, C., Wright, J. & Jarvis, P. (1968). *The development of role-taking and communication skills in children.* New York: Wiley.

Gopnik, A. & Astington, J.W. (1988). Children's understanding of representational change and its relation to the understanding of false belief and the appearance-reality distinction. *Child Development, 59,* 26-37.

Lohaus, A. & Vierhaus, M. (2019). *Entwicklungspsychologie des Kindes- und Jugendalters* (4. überarbeitete und erweiterte Auflage). Heidelberg: Springer.

Sodian, B. (2018). Denken. In W. Schneider & U. Lindenberger (Hrsg.), *Entwicklungspsychologie* (S. 395-422). Weinheim: Beltz.

49

Selbstkonzept

Hintergrund

Die Entwicklung von Selbstkonzept und Selbstwert beginnt, wenn Kinder entdecken, dass sie eine **eigenständige Person** sind, die von anderen Personen im sozialen Umfeld abgegrenzt ist. Spätestens mit etwa zwei Jahren haben Kinder ein **eigenes Identitätsbewusstsein** entwickelt, was sich unter anderem daran erkennen lässt, dass sie Personalpronomina zur Kennzeichnung der eigenen Person benutzen (→ Visuelles Selbsterkennen).

> Als **Selbstkonzept** wird das **Wissen über die charakteristischen Merkmale der eigenen Person** zusammengefasst. Der **Selbstwert** wiederum bezieht sich auf die **Bewertung der Charakteristika, die die eigene Person kennzeichnen.**

Zu den Bestandteilen können beispielsweise physische und psychische Merkmale gehören (z. B. dunkelbraue Haare und blaue Augen zu haben, häufig unter Ängsten zu leiden, bei anderen Kindern beliebt zu sein etc.). Das Selbstkonzept bezieht sich dabei auf die **beschreibenden Merkmale** der eigenen Person, während der Selbstwert sich auf ihre **Bewertung** bezieht (Thomsen et al. 2018). So könnte jemand beispielsweise denken, dass zu seinen Merkmalen die dunkelbraunen Haare gehören, dass er sie aber nicht mag.

Wie erlangen Kinder aber ein Bewusstsein für die Merkmale, die die eigene Person charakterisieren? Grundsätzlich können sie dazu ver-

A. Lohaus, *Kindliche Kompetenzen,* https://doi.org/10.1007/978-3-662-63051-8_49

schiedene Informationsquellen nutzen. Im Vorschulalter sind zunächst vor allem **direkte Merkmalszuschreibungen aus dem sozialen Umfeld** entscheidend. So könnte einem Kind beispielsweise gesagt werden, dass es sehr schöne dunkelbraune Haare hat. Dadurch wird das Kind nicht nur auf ein charakteristisches Merkmal aufmerksam, sondern ihm wird gleichzeitig auch eine Bewertung vermittelt.

Kinder erhalten aber nicht nur durch direkte Zuschreibungen Hinweise auf charakteristische Merkmale, sondern sie können auch **indirekte Hinweise** erhalten. Wenn ein Kind eine Aufgabe erledigen soll und sie ihm dann abgenommen wird, weil es nicht schnell genug geht, wird dem Kind indirekt vermittelt, dass seine Kompetenzen nicht allzu hoch eingeschätzt werden. Umgekehrt wird einem Kind, dem beispielsweise kleinere Aufgaben bei der Versorgung eines jüngeren Geschwisterkindes anvertraut werden, indirekt vermittelt, dass man ihm diese Aufgaben schon zutraut, wodurch sowohl das **Kompetenzerleben** als auch der **Selbstwert** gesteigert werden.

Neben direkten und indirekten Merkmalszuschreibungen durch das soziale Umfeld werden spätestens im Schulalter weiterhin auch **soziale Vergleiche** bei der Entwicklung von Selbstkonzept und Selbstwert wichtig. Die Kinder beginnen nun auch durch den sozialen Vergleich (vor allem mit anderen Kindern) Erkenntnisse über sich selbst zu gewinnen. So könnte ein Kind beispielsweise durch den sozialen Vergleich zu der Erkenntnis gelangen, dass es beliebter ist als andere Kinder. Noch später in der Entwicklung (vor allem im Jugendalter) kommen dann **Selbstreflexionsprozesse** hinzu, um Erkenntnisse über die eigene Person zu gewinnen (s. zusammenfassend Filipp 2005).

Was können Sie beobachten?
Wenn man etwas über das Selbstkonzept im Alter von drei bis fünf Jahren erfahren möchte, kann man die Kinder bitten, **sich selbst zu beschreiben.** Als Ergebnis wird man häufig finden, dass die meisten Kinder in diesem Alter vor allem **konkret beobachtbare Merkmale** zur Selbstbeschreibung verwenden (Damon und Hart 1988). Dies können beispielsweise körperliche Merkmale, typische Aktivitäten, besondere Fähigkeiten oder soziale Eigenschaften sein. So könnte ein Kind beispielsweise sagen, dass es ein Mädchen ist, dass es gern mit Legosteinen spielt und dass es noch eine Schwester hat. Wenn man es fragt, was es gut kann, wird es vielleicht noch sagen, dass es gut singen kann (und zum Beweis vielleicht ein kleines Lied vortragen). Eine **Beschreibung mit Persönlichkeitsmerkmalen,** die man aus dem konkreten Erleben und Verhalten vielleicht abstrahieren könnte

(wie ein fröhliches oder besonders kreatives Kind zu sein), **findet man in diesem Alter eher nicht.**

Häufig findet man weiterhin einen **sehr positiven Selbstwert** bei Kindern im Vorschulalter. Viele Kinder beschreiben sich fast ausschließlich mit positiven Eigenschaften und haben (noch) kein Bewusstsein für eigene Merkmale, die vielleicht nicht so positiv sind (z. B. häufig aggressiv zu anderen Kindern zu sein und dies eigentlich nicht gut zu finden). Dazu passt, dass häufig ein Denken nach dem **Alles-oder-Nichts-Prinzip** vorherrscht: Entweder hat eine Person positive oder negative Eigenschaften, aber nicht beides gleichzeitig. Während der Selbstwert im Vorschulalter noch sehr hoch ist, sinkt er im Laufe des Schulalters und vor allem im Jugendalter häufig eher ab. Dies ist eine **Folge der vielfältigen sozialen Vergleiche mit anderen und auch der zunehmenden Fähigkeit zur Selbstreflexion** (Robins und Trzesniewski 2005). Dadurch werden zunehmend nicht nur die positiven, sondern auch die negativen Eigenschaften der eigenen Person in das eigene Bewusstsein gerückt.

Es kann sinnvoll sein, die Bitte um eine Beschreibung der eigenen Person **in gewissen Zeitabständen (z. B. alle sechs Monate) zu wiederholen.** Dadurch wird gegebenenfalls auch die **Selbstkonzeptentwicklung** eines Kindes deutlich. So kann man dadurch beispielsweise erkennen, welche Aspekte des eigenen Selbst im Laufe der Entwicklung in den Vordergrund rücken.

Was folgt daraus?
Ein positives Selbstkonzept und ein hoher Selbstwert sind **günstige Eigenschaften für die weitere Entwicklung.** Sie tragen dazu bei, dass Kinder ein **hohes Selbstvertrauen** entwickeln. Es ist daher sinnvoll, schon frühzeitig die **Selbstwahrnehmung und die Selbstbewertung von Kindern zu stärken.** Da am Anfang der Entwicklung direkte Eigenschaftszuschreibungen aus dem sozialen Umfeld eine hohe Bedeutung für die Selbstkonzeptentwicklung haben, könnte eine mögliche Maßnahme darin bestehen, **häufiger auf ein positives Verhalten oder auf positive Eigenschaften eines Kindes hinzuweisen.** Häufiges Lob und positive Verstärkungen tragen dazu bei, ein positives Selbstkonzept und einen positiven Selbstwert zu entwickeln.

Man könnte mit einem Kind auch am Abend als Teil eines Einschlafrituals kurz reflektieren, welche positiven Erlebnisse es an diesem Tag gegeben hat. Durch die Fokussierung auf eigene positive Erlebnisse wird der Blick vor dem Schlafen noch einmal auf positives Erleben und Verhalten gerichtet, was dazu beitragen kann, diese Blickrichtung zu festigen.

Wichtig ist dabei gleichzeitig, auch durch das eigene Verhalten **Signale zu senden, die dem Kind auch indirekt vermitteln,** dass es über Verhaltensweisen und Kompetenzen verfügt, die vom sozialen Umfeld wertgeschätzt werden. Wenn soziale Vergleiche als Informationsquelle für den Aufbau von Selbstkonzept und Selbstwert hinzukommen, ist es wichtig, dass Bezugspersonen ein Kind dabei unterstützen, **geeignete Vergleichsmaßstäbe** zu finden. Es ist beispielsweise häufig nicht sinnvoll, sich an dem leistungsstärksten Kind als Vergleichsmaßstab zu orientieren, wenn die eigenen Leistungen weit davon entfernt sind. Hier kann es für die Entwicklung von Selbstkonzept und Selbstwert wichtig sein, sich an **realistischen Vergleichsmaßstäben zu orientieren.**

Wichtig kann dabei auch sein, Kinder dabei zu unterstützen, sich **von dem Vergleich mit anderen Kindern zu lösen** und eher die **eigene Person als Vergleichsmaßstab** zu nutzen. So kann es beispielsweise hilfreich sein, darauf zu fokussieren, dass die eigenen Leistungen beim Schwimmen jetzt besser sind als noch vor einem halben Jahr. Man kann nun die eigenen Fortschritte besser erkennen, die vielleicht nicht deutlich werden, wenn man immer den deutlichen Abstand zu den Schwimmleistungen des leistungsstärksten Kindes vor Augen hat.

Literatur

Damon, W., & Hart, D. (1988). *Self-understanding in childhood and adolescence.* New York: Cambridge University Press.

Filipp, S.-H. (2005). Selbst und Selbstkonzept. In H. Weber & T. Rammsayer (Hrsg.), *Handbuch der Persönlichkeitspsychologie und Differentiellen Psychologie* (S. 266-276). Göttingen: Hogrefe.

Robins, R. W., & Trzesniewski, K. H. (2005). Self-esteem development across the lifespan. *Current Directions in Psychological Science, 14,* 158-162.

Thomsen, T., Lessing, N., Greve, W. & Dresbach, S. (2018). Selbstkonzept und Selbstwert. In A. Lohaus (Hrsg.), *Entwicklung im Jugendalter* (S. 91-111). Heidelberg: Springer

50

Theory of Mind

Hintergrund

Wenn jemand falsch herum in eine Einbahnstraße fährt, kann man sich beispielsweise fragen, ob dies absichtlich geschehen ist oder ob das entsprechende Hinweisschild aus Unaufmerksamkeit übersehen wurde. Man versucht also, sich das Erleben und Verhalten anderer Menschen **durch die Zuschreibung bestimmter mentaler Zustände** (wie Motive, emotionale Zustände etc.) **zu erklären.**

> Bei der **Theory of Mind** (bzw. **Theorie des Geistes**) handelt es sich um **alltags-psychologisches Wissen,** um sich **das Erleben und Verhalten von Menschen zu erklären** (Förstl 2012).

Ein Teilaspekt der Theory of Mind ist die **Fähigkeit zur Perspektiven-übernahme,** weil man das Erleben und Verhalten anderer Menschen häufig leichter verstehen kann, wenn man versucht, sich in ihre Perspektive hinein-zuversetzen (→ Perspektivenübernahme).

Weiterhin wird häufig zwischen einer **kognitiven und einer affektiven Komponente der Theory of Mind** unterschieden, wobei die **kognitive Komponente** sich auf das Denken bezieht, aus dem heraus eine Handlung erklärbar ist (wie Handlungsmotive, Wissensstand etc.), während die **affektive Komponente** auf die Gefühle gerichtet ist, die eine Handlung steuern können (Kidd und Castano 2013).

© Der/die Autor(en), exklusiv lizenziert durch Springer-Verlag GmbH, DE, ein Teil von Springer Nature 2021
A. Lohaus, *Kindliche Kompetenzen,* https://doi.org/10.1007/978-3-662-63051-8_50

Wichtige Entwicklungsschritte zur Entstehung einer Theory of Mind finden sich in dem **Altersabschnitt zwischen 3 und 5 Jahren.** Erst in diesem Alter sind Kinder in der Lage, sich in die Perspektive anderer Menschen zu versetzen, um sich deren Erleben und Verhalten zu erschließen, wodurch eine **wichtige Voraussetzung zur Entwicklung einer Theory of Mind** gegeben ist. So können Kinder nun allmählich lernen, dass das Handeln anderer Menschen (und auch das eigene Handeln) aus einem **Affekt** (wie Wut, Angst etc.) erklärbar sein kann, aber auch durch bestimmte **Kognitionen** (wie falsche Annahmen, Unwissenheit etc.) zustande gekommen sein kann.

Mit der Entwicklung einer Theory of Mind kommt es gleichzeitig auch zu einem zunehmenden **Verständnis von Begriffen, die mentale Zustände umschreiben.** So kennen Kinder nun beispielsweise den Unterschied zwischen Verben wie „wissen" und „glauben". Sie erkennen nun, dass es einen wichtigen Unterschied bedeutet, wenn jemand sagt, dass er etwas weiß oder dass er etwas glaubt zu wissen. Dies gilt auch für den Unterschied zwischen „Schein" und „Sein". So lernt ein Kind allmählich, dass ein Tier, das ein Löwe zu sein scheint, damit noch nicht ein Löwe ist. Es werden also zunehmend auch die **sprachlichen Begriffe für mentale Zustände** gelernt (Johnson und Wellman 1980).

Was können Sie beobachten?
Es gibt viele Hinweise, die den **Entwicklungsstand** mit Bezug auf die Entwicklung einer Theory of Mind anzeigen können. Eine der bekanntesten Aufgaben, die gleichzeitig auf die Entwicklung der Perspektivenübernahmefähigkeit bezogen ist, trägt die Überschrift „**Maxi und die Schokolade**". Es handelt sich um eine Geschichte, in der Maxi und seine Mutter vom Einkaufen zurückkommen und eine Tafel Schokolade beim Auspacken der Einkäufe in den blauen Küchenschrank legen. Maxi geht in den Garten zum Spielen. Währenddessen nimmt die Mutter etwas von der Schokolade zum Backen und legt die Schokolade danach aber in den grünen Küchenschrank. Die Frage ist nun, **wo Maxi nach der Schokolade suchen wird,** wenn er aus dem Garten zurückkommt. Die Mehrheit der dreijährigen Kinder beachtet nicht, dass Maxi sich in dem **(falschen) Glauben** befinden muss, dass die Schokolade noch in dem blauen Küchenschrank liegt. Sie gehen vielmehr von ihrem eigenen Wissenstand aus und sagen, dass Maxi in dem grünen Küchenschrank sucht. Erst die vier- bis fünfjährigen Kinder vermuten überwiegend, dass Maxi in dem blauen Schrank nachsehen wird (Wimmer und Perner 1983).

Dass es in der Forschung zur Theory of Mind **nicht nur um Perspektivenübernahme** geht, zeigt ein **anderes Aufgabenbeispiel** (Wellman und Woolley 1990). Hier wird Kindern eine Geschichte von einem Kind erzählt, das sein Kaninchen mit in den Kindergarten nehmen will. Das Kaninchen kann im Vorgarten oder in der Garage sein. Es sucht nun in der Garage und findet (je nach Version der Geschichte) entweder das Kaninchen, den Hund der Familie (nach dem aber gar nicht gesucht wurde) oder gar nichts. Schon dreijährige Kinder gehen davon aus, dass das Kind weitersuchen würde, wenn es das Kaninchen (noch) nicht gefunden hat. Mit anderen Worten: Die Kinder haben verstanden, dass **das Kind eine Intention** hatte, die es nun weiterverfolgt, wenn das Ziel noch nicht erreicht wurde.

Ein weiteres Beispiel, das ebenfalls gut bei Kindern beobachtet werden kann, bezieht sich auf die Frage, ob die Kinder zwischen **Schein und Sein** unterscheiden können. Dazu wird Kindern zunächst ein Objekt (z. B. ein Stein, der so bemalt ist, dass er aussieht wie ein Ei) präsentiert. Dann wird ihnen das Objekt so gezeigt, dass erkennbar ist, dass es in Wirklichkeit ein Stein ist. Jetzt werden die Kinder gefragt, ob das Objekt wie ein Ei oder wie ein Stein **aussieht.** Danach werden sie zusätzlich gefragt, was es **tatsächlich ist.** Erst vier- bis fünfjährige Kinder können beide Fragen korrekt beantworten und zeigen damit, dass sie **zwischen dem Anschein und der Realität** unterscheiden können (Sapp et al. 2000).

Was folgt daraus?

Grundsätzlich kann man davon ausgehen, dass die meisten Kinder im Altersbereich **zwischen drei und fünf Jahren die Grundlagen einer Theory of Mind** erwerben, die sie nutzen können, um sich das Verhalten anderer zu erklären, und auch, um das Verhalten anderer vorherzusagen. Die Theory of Mind ist daher hilfreich, um seine soziale Umgebung einschätzen zu können und das eigene Verhalten entsprechend einzurichten. Ein Kind, das den Unterschied zwischen Schein und Wirklichkeit verstanden hat, wird beispielsweise leichter verstehen, dass auch andere **Menschen sich verstellen können** und dass **die erkennbaren Gefühle nicht die wahren Gefühle** sein müssen oder dass **etwas Mitgeteiltes nicht der Wahrheit entsprechen muss** (→ Lügen). Letztlich ist die Theory of Mind die **Grundlage für die Menschenkenntnis**, die jemand im Laufe seines Lebens erwirbt. Damit ist gleichzeitig zum Ausdruck gebracht, dass die Entwicklung der Theory of Mind nicht im Vorschulalter abgeschlossen ist, sondern dass hier die ersten Grundsteine gelegt werden, die einen **lebenslangen Entwicklungsprozess** in Gang setzen.

Es ist besonders auffällig, dass vor allem **Kinder mit autistischen Störungen** Probleme bei der Entwicklung einer Theory of Mind haben. Sie haben häufig große Schwierigkeiten, emotionale Zustände sowohl bei sich selbst als auch bei anderen Menschen wahrzunehmen und zu verstehen. Sie haben insbesondere Probleme, aus dem beobachtbaren Verhalten **auf zugrunde liegende mentale Zustände zu schließen,** was ein wesentliches Merkmal einer Theory of Mind ist (Heinrichs und Lohaus 2020). Wenn ein Kind große Schwierigkeiten mit Aufgaben zur Theory of Mind hat und dabei große Entwicklungsverzögerungen erkennen lässt, sollte daher an eine **entsprechende Abklärung gedacht werden.**

Es gibt durchaus **Förderungsmöglichkeiten bei der Entwicklung einer Theory of Mind.** So kann es beispielsweise hilfreich sein, gelegentlich das eigene emotionale Erleben oder das eines Kindes anzusprechen, damit ein Kind ein **Verständnis für emotionale Zustände** erlangt (sowie für typische Situationen, in denen diese Emotionen auftreten). Weiterhin können Wünsche, Intentionen oder Bedürfnisse sowohl des Kindes als auch der Bezugsperson angesprochen und vielleicht auch gegenübergestellt werden, damit für das Kind **mögliche Perspektivendivergenzen** deutlich werden (→ Perspektivenübernahme). Auch **Unterschiede zwischen Schein und Realität** können anhand von Beispielen verdeutlicht werden, damit ein Kind weniger leicht Täuschungen unterliegt.

Literatur

Förstl, H. (2012). *Theory of Mind: Neurobiologie und Psychologie sozialen Verhaltens.* Heidelberg: Springer.

Heinrichs, N. & Lohaus, A. (2020). *Klinische Entwicklungspsychologie kompakt: Psychische Störungen im Kindes- und Jugendalter* (2. Auflage). Weinheim: Beltz.

Johnson, C. N., & Wellman, H. M. (1980). Children's developing understanding of mental verbs: Remember, know, and guess. *Child Development, 51*, 1095–1102.

Kidd, D.C. & Castano, E. (2013). Reading literary fiction improves theory of mind. *Science, 18*, 377-380.

Sapp, F., Lee, K. & Muir, D. (2000). Three-year-olds' difficulty with the appearance-reality distinction: Is it real or is it apparent? *Developmental Psychology, 36*, 547-560.

Wellman, H.M. & Woolley, J.D. (1990). From simple desires to ordinary beliefs: The early development of everyday psychology. *Cognition, 57*, 245-275.

Wimmer, H., & Perner, J. (1983). Beliefs about beliefs: Representation and constraining function of wrong beliefs in young children's understanding of deception. *Cognition, 13*, 103-128.

Stichwortverzeichnis

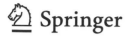
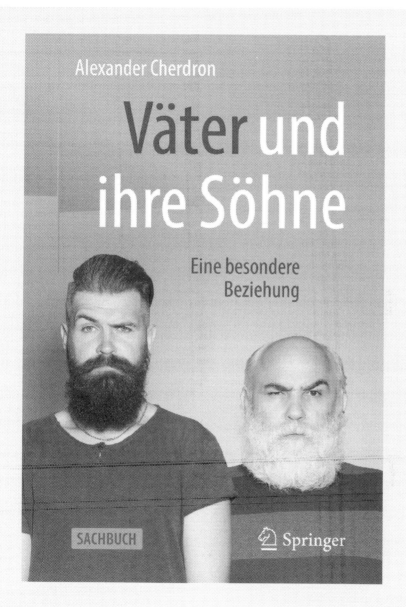

Printed in the United States
by Baker & Taylor Publisher Services